Generis

PUBLISHING

GLOSARIO DE IMAGENOLOGÍA ODONTOLÓGICA

GLOSARIO ILUSTRADO DE IMAGENOLOGÍA ODONTOLÓGICA CON ORIENTACION CLINICA

Javier Elías Fernández Calderón

Title: **GLOSARIO DE IMAGENOLOGÍA ODONTOLÓGICA**

GLOSARIO ILUSTRADO DE IMAGENOLOGÍA ODONTOLÓGICA CON ORIENTACION CLINICA

ISBN: 979-8-89966-481-6

Author: Javier Elías Fernández Calderón

Cover image: www.unsplash.com

Publisher: Generis Publishing
Online orders: www.generis-publishing.com
Contact email: info@generis-publishing.com

GLOSARIO DE IMAGENOLOGÍA ODONTOLÓGICA

GLOSARIO ILUSTRADO DE IMAGENOLOGÍA ODONTOLÓGICA CON ORIENTACION CLINICA

FERNANDEZ, OVIEDO, AVILA Y SAMAR

CONTENIDO

GLOSARIO ILUSTRADO DE IMAGENOLOGIA ODONTOLOGICA CON ORIENTACION CLINICA

- **Javier Elías Fernández Calderón.** Odontólogo. Dr. en Odontología. Especialista en Diagnóstico por Imágenes del Área Buco-Maxilo-Facial. Especialista en Docencia Universitaria. Docente Universitario en Odontología. Docente Investigador categorizado. Profesor Asistente Cátedra de Histología, Embriología e Ingeniería Tisular A. Facultad de Odontología. Universidad Nacional de Córdoba. Profesor Asistente Cátedra de Diagnóstico por Imágenes A. Facultad de Odontología. Universidad Nacional de Córdoba. Especialista del Área de Imagenología y Diagnóstico Digital de la Facultad de Odontología. Universidad Nacional de Córdoba. Miembro del Centro de Bioseguridad de la Facultad de Odontología. Universidad Nacional de Córdoba. Miembro de Asociación Argentina de Anatomía Clínica, la Asociación Argentina de Diagnóstico por Imágenes Maxilofacial (AADIMAX) y de la Asociación Argentina de Radiología Forense.

- **María de los Angeles Oviedo.** Odontóloga. Diplomada en Educación a Distancia. Diplomada Universitaria en Estudios Avanzados. Profesora Asistente Cátedra de Histología, Embriología e Ingeniería Tisular A. Facultad de Odontología. Universidad Nacional de Córdoba. Profesora Asistente Cátedra de Biología Celular y Molecular B. Facultad de Odontología. Universidad Nacional de Córdoba.

- **Elena Samar Romani.** Dra. en Medicina y Cirugía. Magister en Salud Materno-Infantil. Docente Universitaria en Odontología. Docente Universitaria en Medicina. Investigadora Categoría 1. Profesora Titular Plenaria de Histología y Embriología. Facultad de Odontología. Universidad Nacional de Córdoba. Docente de la Cátedra Santiago Ramón y Cajal. Universidad de Ciencias Médicas de La Habana. Miembro del Comité de Expertos en Terminología Histológica (Simposio Iberolatinoamericano de Terminología -SILAT-. Asociación Panamericana de Anatomía). Miembro fundador de la Academia Panamericana de Anatomía. Ex Vice-presidente del Capítulo Anatomía y Biología del Desarrollo. Asociación Argentina de Anatomía Clínica.

Miembro fundador y Representante por Argentina en la Academia Panamericana de Historia de la Medicina. Miembro de la Asociación Panamericana de Anatomía y de la Sociedad Cubana de Ciencias Morfológicas. Miembro honorario permanente de la Sociedad de Ciencias Morfológicas de Corrientes. Miembro de la Sociedad Internacional de Anatomía Digital bajo los auspicios de la Cátedra UNESCO de París.

- **Rodolfo Esteban Avila Uliarte.** Dr. en Medicina y Cirugía. Magister en Gerencia y Administración de Servicios de Salud. Magister en Bioética. Docente Universitario en Medicina. Investigador Categoría 1. Profesor Asociado de Biología Celular, Histología y Embriología. Facultad de Ciencias Médicas. Universidad Nacional de Córdoba. Docente de la Cátedra Santiago Ramón y Cajal. Universidad de Ciencias Médicas de La Habana. Miembro del Comité de Expertos en Terminología Embriológica (Simposio Iberolatinoamericano de Terminología –SILAT-. Asociación Panamericana de Anatomía). Miembro fundador de la Academia Panamericana de Anatomía. Ex-Presidente del Capítulo Anatomía y Biología del Desarrollo. Asociación Argentina de Anatomía Clínica. Miembro de la Asociación Panamericana de Anatomía, de la Asociación Argentina de Anatomía y de la Sociedad Cubana de Ciencias Morfológicas. Miembro honorario permanente de la Sociedad de Ciencias Morfológicas de Corrientes. Miembro fundador y Representante por Argentina en la Academia Panamericana de Historia de la Medicina. Miembro de la Sociedad Internacional de Anatomía Digital bajo los auspicios de la Cátedra UNESCO de París.

PRÓLOGO

Desde el descubrimiento de los rayos x en el año 1895 y con el posterior advenimiento de la era digital y los grandes adelantos en informática y las telecomunicaciones, el Diagnóstico por Imágenes en Odontología constituye una de las especialidades odontológicas de mayor evolución en los últimos años. Así, a la terminología propia de las ciencias odontológicas se suma una serie y conjunto de términos y siglas utilizados en el campo de la radiología digital, de la informática y de Internet. El conocimiento, adquisición, dominio y utilización de esta mencionada nomenclatura científica actualizada es clave en el aprendizaje y es fundamental para la práctica profesional diaria. Para ello es trascendental la elaboración a través de la búsqueda de una terminología científica específica de recursos didácticos de fácil implementación como el uso de glosarios terminológicos. El presente libro "Glosario de imagenología odontológica con orientación clínica" tiene por objetivo el abordaje y la utilización de una terminología científica común adecuada a la nueva y actual Terminología Anatómica, Histológica y Embriológica Internacional. Estos elementos posibilitarán al profesional Odontólogo realizar un correcto diagnóstico y permitirán la optimización de la comunicación e interconsultas interdisciplinarias y multidisciplinarias en el ámbito del Diagnóstico por Imágenes del sistema estomatognático.

A

Abrasión patológica (pathological abrasion): desgaste patológico de los tejidos duros del diente, en general del borde incisal o cara oclusal que se produce por el rozamiento o fricción repetida de diversos agentes mecánicos.

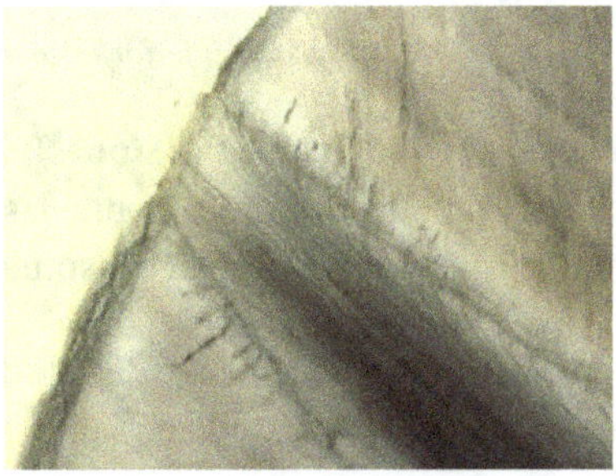

Diente por desgaste. Abrasión.

Absceso apical (apical abscess): proceso periapical del diente con inflamación de los tejidos acompañado de pus. El absceso crónico tiene una imagen radiológica hipodensa de límites difusos.

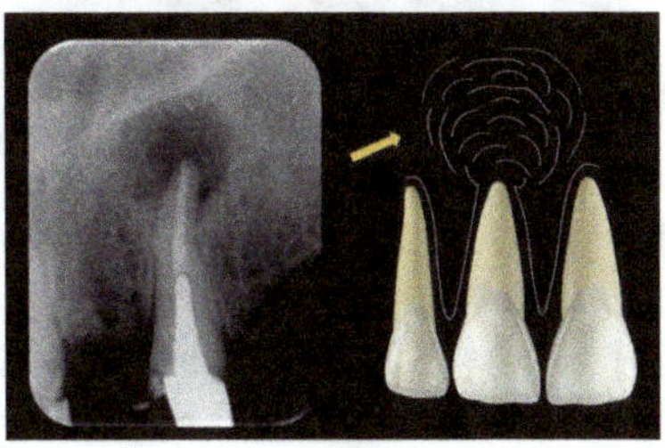

Absceso periapical crónico.

Agenesia dentaria (tooth agenesis): falta de formación de un germen dentario. Puede darse en la dentición permanente o en la dentición temporaria. Puede afectar uno, varios dientes o ser generalizada y estar asociada a síndromes.

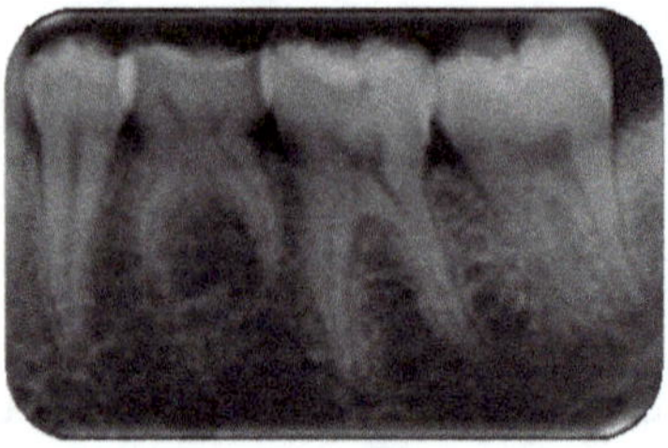

Agenesia del 2° premolar inferior izquierdo.

Agujas cálcicas pulpares (cylindrical pulp stones): concreciones alargadas, fusadas irregulares que se producen entre o sobre las fibras colágenas de la pulpa dentaria de los canales radiculares. Estan constituidas por dentina.

Alveolo dentário (dental alveolus): cavidad ósea de los processos alveolares maxilares o mandibulares que alojan las raíces de los dientes. Estan separados por lo tabiques interdentarios.

Amalgama (amalgam): material de restauración a base a mercurio, plata, estaño y cobre, que se emplea en Odontología. Se observa como una imagen hiperdensa.

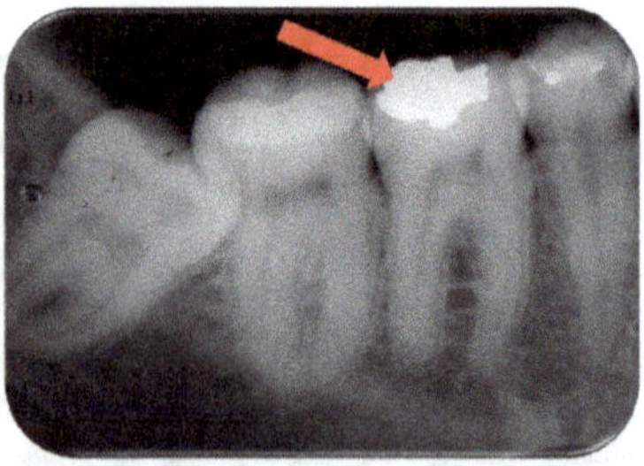

Restauración con amalgama en la corona del primer molar mandibular derecho.

Ameloblastoma (ameloblastoma): neoplasia no encapsulada, localmente invasora, de origen ectodérmico, más frecuentemente originada a partir del órgano del esmalte.

Ameloblastoma unilocular (unicystic ameloblastoma): Constituye una entidad independiente presentando una imagen unilocular asociada a la corona de un diente retenido en pacientes jovenes. Surge de la transformacion neoplasica en la pared de un quiste odontogenico especialmente el dentígero o de otros quistes.

Ameloblastoma multilocular (multicystic ameloblastoma): también llamado solido es una neoplasia benigna, aunque localmente invasora, constituida por una proliferacion de epitelio odontogenico en un estroma fibroso. Se manifiesta como una imagen hipodensa multilocular "en pompas de jabon".

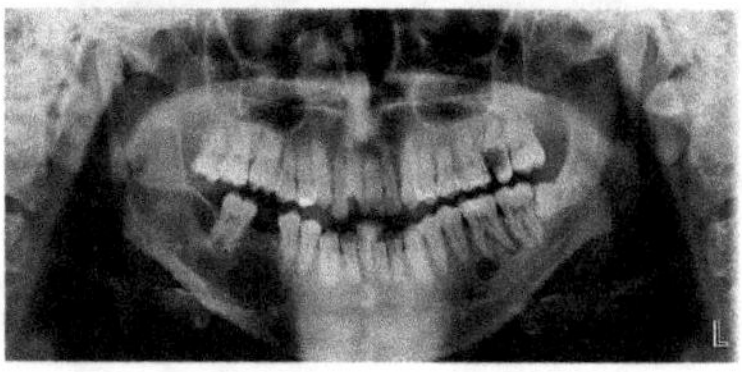

Ameloblastoma multilocular que afecta el lado derecho de la mandíbula.

Ameloblastos (ameloblasts): células de la capa interna del órgano del esmalte, que sintetizan, secretan y mineralizan el esmalte dentario. Se degeneran con la erupción dentaria.

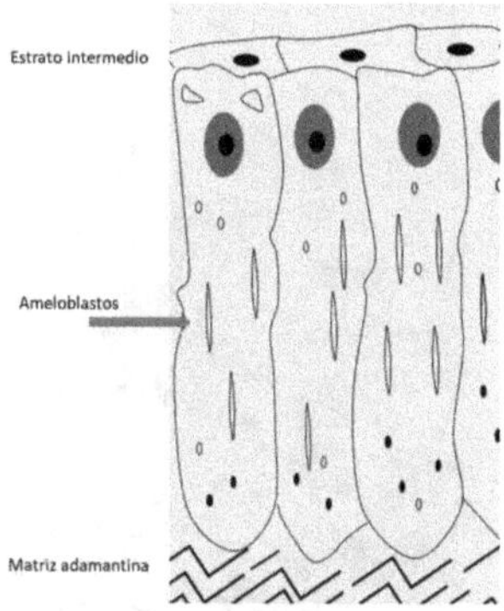

Amelogénesis (amelogenesis): proceso de elaboración del esmalte dentario por células especializadas, los ameloblastos.

Amelogénesis imperfecta (amelogenesis imperfecta, enamel dysplasia): patología o enfermedad genética caracterizada por el desarrollo defectuoso del esmalte. Anomalía de estructura en la cual actúan factores genéticos mientras dura el proceso de amelogénesis. Pueden afectar a todos los dientes y a ambas denticionesy sus variantes son la hipoplásica, hipocalcificada y por hipomaduración.

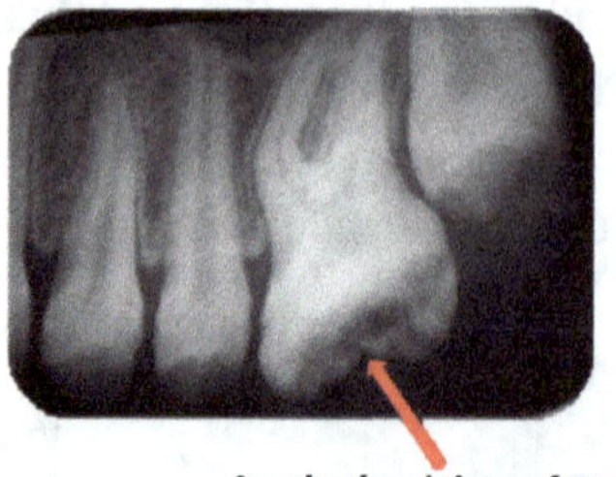

Amelogénesis imperfecta en dientes maxilares posteriores.

Amelogeninas (amelogenins): las glucoproteínas más abundantes de la matriz inmadura del esmalte.

Ampere André-Marie (1775-1836): Matemático y físico francés. Nació en Lyon, Francia. Sus investigaciones se encuentran en la Colección de observaciones sobre electrodinámica y su Teoría de los fenómenoselectromagnéticos.

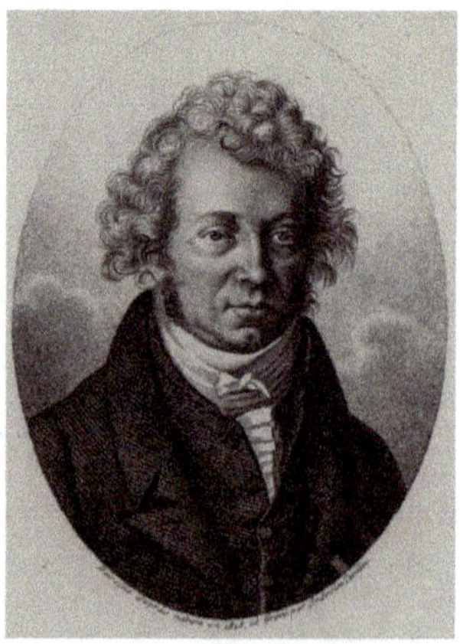

Amperio (ampere): Unidad de intensidad de la corriente eléctrica. Un amperio es equivalente a una unidad de carga eléctrica por segundo. Se conoce por el físico y matemático André-Marie Ampère, inventor del primer telégrafo eléctrico, por lo cual en su honor lleva su nombre.

Amperímetro (ammeter): Instrumento que sirve para medir la intensidad de corriente eléctrica en un circuito eléctrico. Indica en amperios la cantidad de electrones que pasan por segundo en un punto de un conductor.

Amplitud de onda (wave amplitude): en una señal electromagnética o en un movimiento ondulatorio, la amplitud de onda es la distancia que existe entre el valor máximo (el punto más alto de la onda) y el punto de equilibrio.

Análisis cefalométrico (cephalometric analysis): evaluación de la cefalometría para el análisis del esqueleto facial, tejidos dentarios y los tejidos blandos. Se realiza con el propósito de diagnosticar condiciones relacionadas con la posición y el crecimiento de los huesos faciales y la mandíbula, así como la relación entre los dientes y la mandíbula. Existen distintos análisis como el de Ricketts, de Jarabak, Downs, Steiner, Tweed, etc.

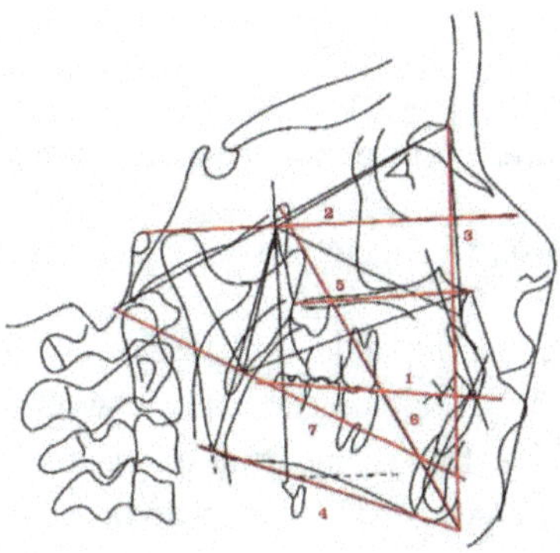

Análisis de Rickets.

Anaplasia (anaplasia): desdiferenciación. Proceso retrógrado de la célula original hacia formas más primitivas. Es una de las características de los tumores malignos.

Anatomía dentaria (dental anatomy): rama de la anatomía general que se ocupa del estudio de los dientes como estructuras individuales y como parte de los sistemas dentario y masticatorio.

Anatomía microscópica (microanatomy): la que se estudia solamente con un microscopio.

Anexos embrionarios (embryonic annexes): estructuras que no forman parte del cuerpo del embrión: placenta, saco vitelino, amnios, alantoides y corion.

Angiogenesis (angiogenesis): neovascularización. Capacidad de formar nuevos vasos sanguíneos a partir de vasos preexistentes, por medio de la secreción de factores de crecimiento, como el factor de crecimiento del endotelio vascular (VEGF).

Angstrom (Angstrom): unidad de medida de microscopía equivalente a 0,1 nanómetros.

Angulación horizontal (horizontal angulation): ángulo que forma el rayo central de radiación Roentgen con el plano sagital.

Angulación vertical (vertical angulation): ángulo que forma el rayo central de radiación Roentgen con el plano horizontal.

Anillo linfoide (lymphoid ring): estructura formada por las tonsilas linguales, faríngea, y palatinas, conectadas por cordones de tejido conectivo. Frente de defensa que protege el área correspondiente a la región orofaríngea.

Anisocitosis (anisocytosis): variación en el tamaño normal de las células.

Ánodo (anode): parte constitutiva del tubo de rayos x, formado por una pieza de cobre con un bloque de metal, típicamente de wolframio o una aleación de tungsteno. Cuando los electrones impactan en el ánodo, su energía cinética se transforma en rayos X y en calor. También se lo denomina blanco o anticátodo.

Anodoncia (anodontia): o aplasia de la dentición es la falta total de gérmenes dentarios.

Anomalías congénitas (congenital anomalies): alteraciones del desarrollo fetal determinadas por diferentes causas que pueden actuar antes, durante o después de la concepción.

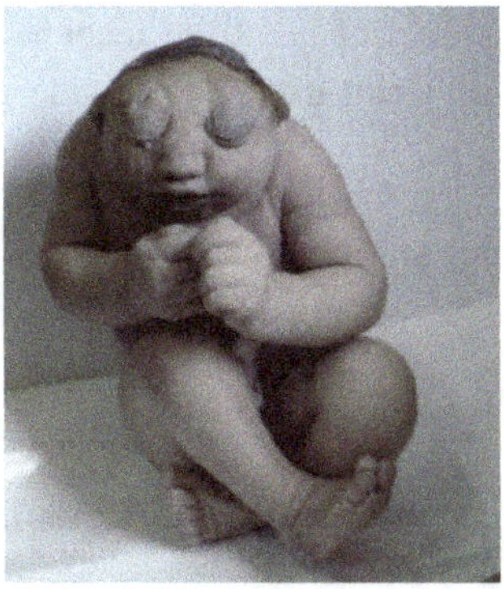

Anomalía congénita. Anencefalia.

Anomalías dentarias (teeth abnormalities): son aquellos trastornos en el crecimiento y desarrollo del órgano dentario que traen como consecuencia una modificación en el volumen, forma, número, posición, erupción, y/o en la estructura de los dientes tomando como término comparativo normal los valores estadísticamente más frecuentes en la especie.

Anquilosis alveolo-dental (dental ankilosys): fusión del diente al hueso alveolar. Puede ocurrir en los dientes deciduos o permanentes. En el primer caso impide la exfoliación del diente deciduo y dificulta la erupción del permanente.

Antagonista (antagonist): se denomina a un diente como antagonista de otro para señalar el mismo diente, pero en la otra arcada opuesta.

Aparato fibroso supraalveolar (supraalveolar fibrous apparatus): anillo de haces de colágeno poblado de fibroblastos que se localizan en la zona de conexión entre encía alveolar y marginal. Se clasifican en grupos de fibras principales y secundarias

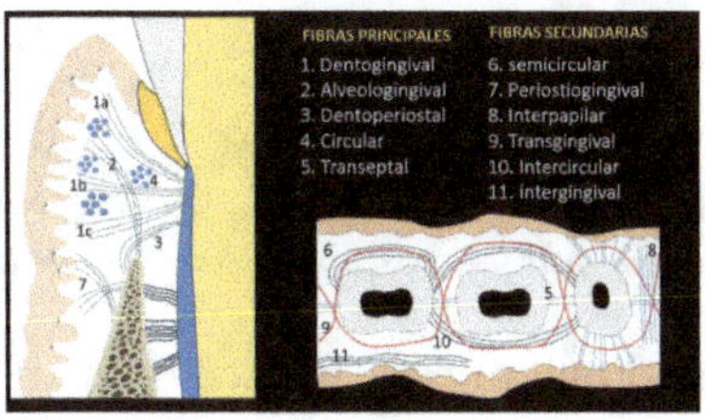

Esquema de las fibras del Aparato fibroso supraalveolar.

Apexificación (apexification): conjunto de técnicas o maniobras clínicas que inducen a la formación de una barrera calcificada en un diente no vital con formación apical incompleta.

Apexogénesis (apexogenesis): proceso normal de formación fisiológica del ápice dental.

Apical (apical): relacionado al ápice radicular.

Apice (apex): terminación de la raíz dentaria en forma afilada. Extremo terminal de la raíz.

Apicectomía (apicectomy): resección quirúrgica de la porción apical de la raíz de un diente y de los tejidos periapicales infectados.

Aplasia (aplasia): desarrollo incompleto o defectuoso de un tejido.

Apófisis alveolares (alveolar process): procesos alveolares. Extensiones del cuerpo o hueso basal del maxilar o de la mandíbula.

Apoptosis (apoptosis): muerte celular programada, en la que la célula activa un programa interno de muerte, caracterizada por degradación del ADN nuclear, degeneración y condensación nuclear y fagocitosis de restos celulares. Constituye un proceso natural en el desarrollo.

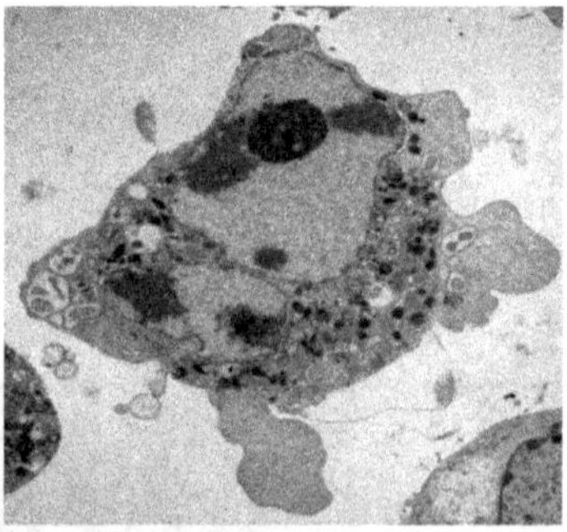

Célula en apoptosis. Microscopia electrónica de transmisión

Arco mandibular (mandibular arch): estructura embrionaria originada a partir del 1° arco faríngeo, arco del cual deriva en cartílago del 1° arco. Origina con su contralateral la mandíbula.

Arcos faríngeos (pharyngeal arches): seis engrosamientos cilíndricos mesodérmicos que se expanden de la pared lateral de la faringe en sentido dorso ventral, pasan por debajo de su piso y se aproximan a sus contrapartidas anatómicas que se expanden del lado opuesto. La cara interna de cada arco está recubierta por endodermo (excepto el primer arco que tiene ectodermo), la externa por ectodermo. El mesodermo formará cartílagos, músculos, vasos y nervios.

Arcos dentarios (dental arches): o arcada dentaria, son estructuras formadas por la alineación de los dientes, tanto en el maxilar como en la mandíbula.

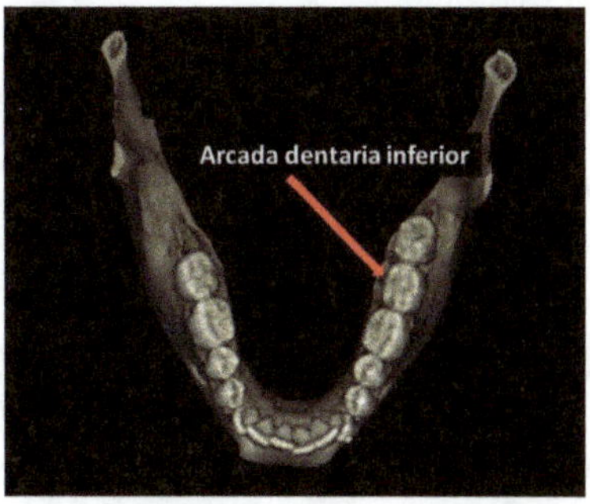

Arco o arcada dentaria inferior o mandibular.

Articulación temporo/mandibular (temporomandibular joint): también denominado complejo cérvico-temporo-mandibulo-hioideo, es la articulación propia de los mamíferos, de tipo sinovial, denominada también ginglimoide o bisagra deslizante, que relaciona la mandíbula con el hueso temporal.

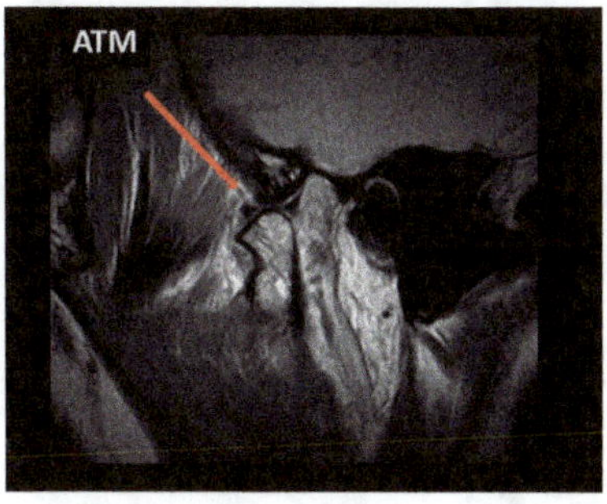

Resonancia magnética de ATM en apertura.

Artropatía (arthropathy): enfermedad articular.

Artrosis (arthrosis): enfermedad articular que cursa con degeneración progresiva del cartílago articular.

Atrición (attrition): desgaste fisiológico del diente relacionado principalmente con la dieta.

Atrofia (atrophy): disminución del volumen de un tejido u órgano luego de alcanzar su crecimiento y desarrollo normal.

B

Belot joshep (1876-1953): presidente de la Société de Radiologie Medicale de Francia y secretario editorial del Journal of Radiology and Electrology cuyo primer número apareció en enero de 1914.

Balance óseo (bone balance): diferencia entre el volumen de hueso formado y el de hueso resorbido, por unidad de tiempo.

Biotipo periodontal (periodontal biotype): expresión fenotípica de una estructura biológica, tal como son las proporciones del complejo diente/periodonto.

Black, Vladimir Green: renombrado odontólogo de Illinois (1836-1915) que estandarizó la preparación de cavidades. Se lo conoce como el padre de la Operatoria dental. Su nombre se ha dado al espacio indiferenciado de Black (epónimo). Black publicó *Manual of Operative Dentistry* in 1896 y organizó la Clasificación de las lesiones de caries, que aún se utilizan en la actualidad.

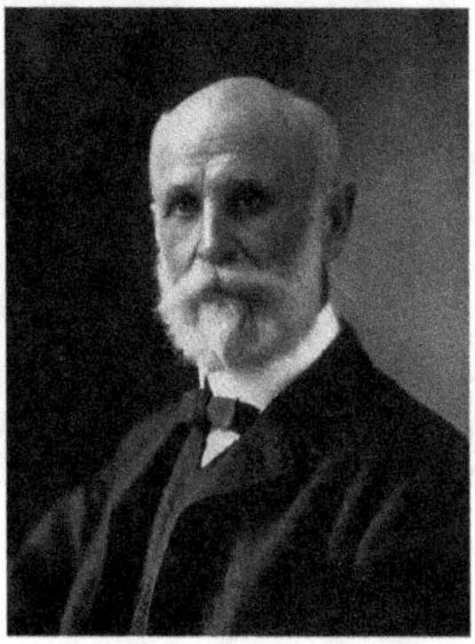

Blandin Philippe Frédéric: anatomista y cirujano francés que vivió entre 1798 y 1849. Las glándulas linguales anteriores llevan su nombre (epónimo). Escribió un atlas de anatomía y cirugía, el "Traité d'anatomie topographique" o Anatomie des régions du corps humain considérée spécialement dans ses rapports avec la chirurgie et la médecine opératoire (1834) y Anatomie du système dentaire considérée dans l'homme et les animaux (1836).

Blastema (blastema): masa identificable de células indiferenciadas con rápida proliferación que dan origen a un órgano o estructura diferenciada.

BMP (bone morphogenetic protein): proteína morfogénica del hueso que estimula la proliferación, migración y diferenciación de las células osteoprogenitoras.

Bolsa periodontal (periodontal pocket): profundización patológica del surco gingival a medida que se acumulan las bacterias, acompañada de una migración apical del epitelio de unión. Se diferencian una bolsa supraósea e infraósea, según su relación con el hueso.

Borde gingival (gingival edge): borde libre de la encía que rodea al cuello del diente; borde coronal de la encía.

Borde incisal (incisal edge): borde cortante. Cara de la corona de dientes anteriores que tritura o incide los alimentos. Borde con filo que en los caninos se convierte en cúspide que desgarra los alimentos.

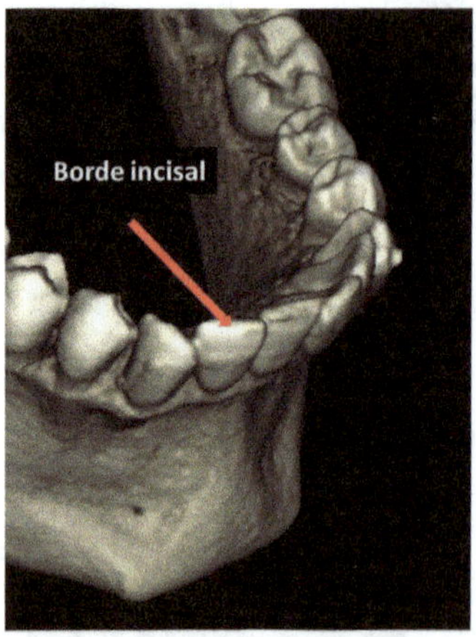

Borde incisal. Incisivo lateral inferior derecho.

Bohr Niels (1885-1962): Físico de Dinamarca que contribuyó a la comprensión del átomo y la mecánica cuántica. En base al modelo atómico de Rutherford publicó su propio modelo atómico, el modelo atómico de Bohr, en 1913. Recibió en premio Nobel de física en 1922 por sus trabajos sobre la estructura atómica y la radiación.

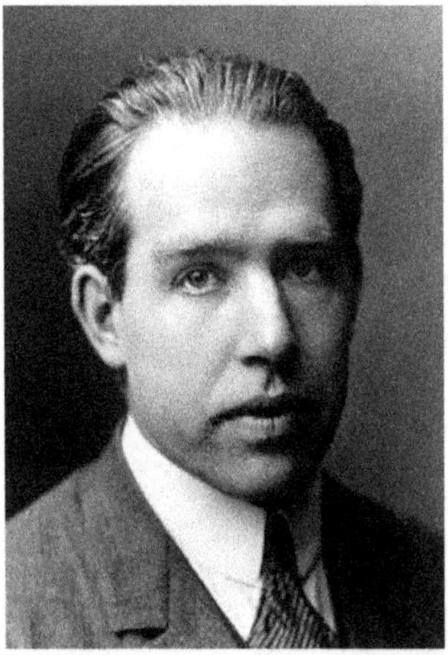

Bóveda palatina (palatine vault): techo de la boca; separa la cavidad oral de la cavidad nasal.

Braun Carl Ferdinand (1850- 1918): físico alemán y profesor universitario alemán galardonado con el premio Nobel de física en 1909. Inventó el tubo de rayos catódicos en 1897 modificando el tubo de Crookes.

Bruxismo (bruxism): hábito involuntario de apretar y crujir los dientes de día y/o de noche. Produce el desgaste de las coronas dentarias con pérdida de la dimensión vertical. Puede ser diurno o nocturno. Produce desgaste dental marcado, dolor de cabeza y trastornos en la articulación temporomandibular.

C

Calcificación (calcification): mineralización de la matriz orgánica del tejido óseo, dentina, cemento y esmalte, si bien la matriz orgánica de este último no contiene colágeno.

Calcificaciones pulpares (pulpal calcifications): constituyen patologias que se localizan en la pulpa dentaria, aumentan con la edad. Pueden adoptar dos formas bien definidas como los cálculos pulpares (nódulos o agujas) y otras denominadas calcificaciones difusas.

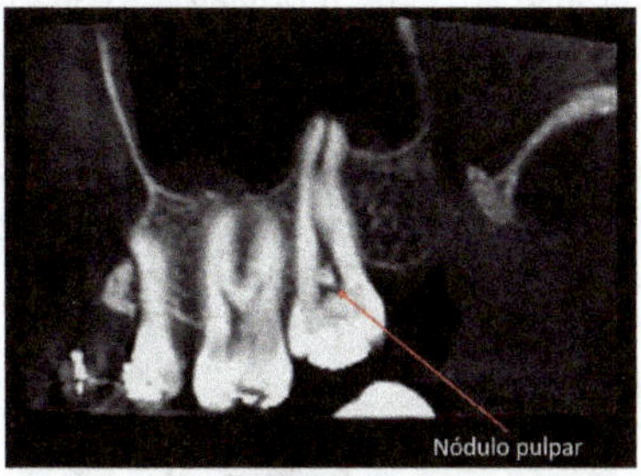

Calcificación pulpar a nível de la cavidad coronaria sel segundo molar maxilar. Corte sagital. TCCB.

Calibración (calibration): proceso que compara los valores obtenidos por un instrumento de medición con la medida correspondiente de un patrón de referencia radioopaco. Se realiza para realizar mediciones en aquellos procedimeintos radiológicos en los cuales no se pueden obtener imágenes con isometría.

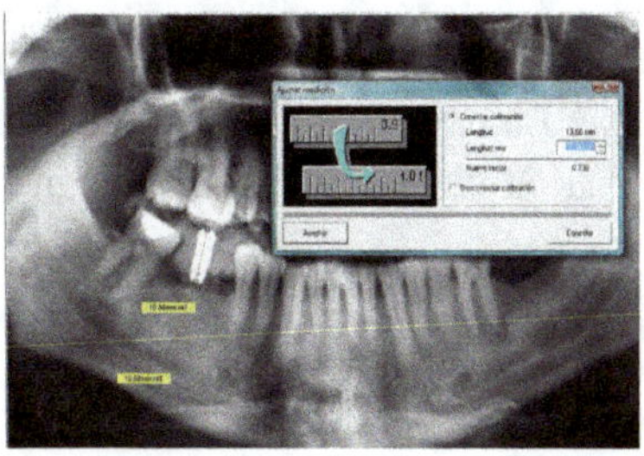

Software Sidexis. Calibración de medidas.

Camara gamma (gamma camera): unidad que consta de un equipo de detección de radiación gamma para el estudio de la distribución de un radiofármaco en una zona del organismo y su representación en imágenes denominadas gammagrafías. Esta radiación procede del paciente a quien se le inyecta generalmente por vía intravenosa un trazador radiactivo (radioisótopo): Iodo -123, Galio-67 o Tc-99-MDP.

Campana (bell stage): fase final del desarrollo dentario que puede dividirse en dos subetapas: campana inicial y campana aposicional.

Campana inicial (early bell stage): estadio de la odontogénesis en la cual las células que darán origen a todos los tejidos dentarios y peridentarios (ameloblastos, dentinoblastos, cementoblastos, osteoblastos y fibroblastos) alcanzan su diferenciación y desarrollo final.

Campana aposicional (advanced bell stage): estadio del desarrollo dentario en la cual las células formadoras comienzan la aposición de los tejidos dentarios y peridentarios.

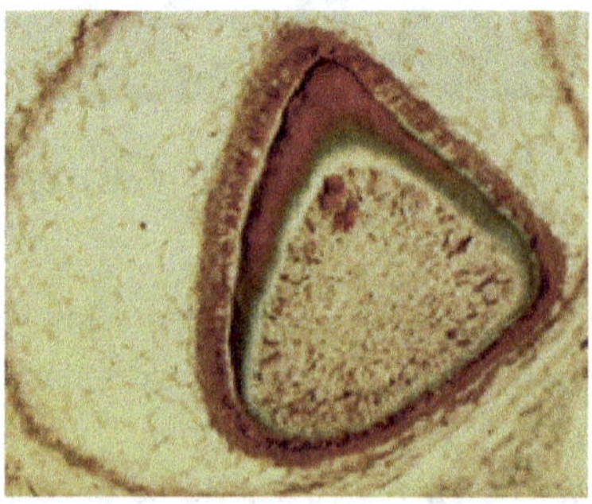

Campana aposicional.

Campo de visión (Field of view): área de estudio en una tomografía computada o resonancia magnética. En Odontología exsiten distintos tamaños para el estudio de un diente, varios dientes, un maxilar, ambos maxilares o todo el cráneo.

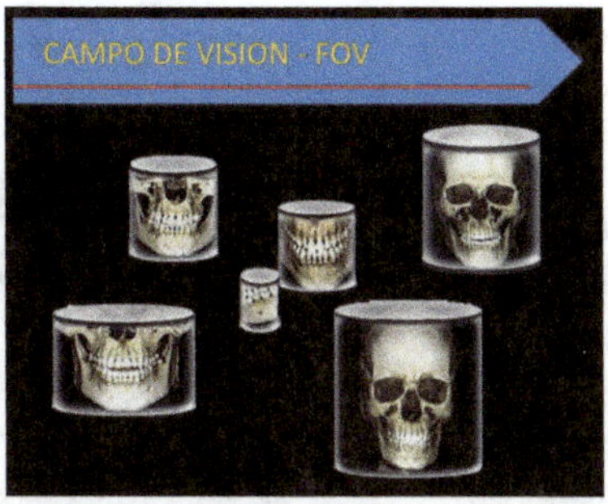

Canal alveolar inferior (inferior alveolar canal): canal que aloja al paquete vasculo nervioso alveolar inferior. Se extiende desde el foramen mandibular hasta su división en canal mental y canal incisivo.

Canal gubernacular (gubernaculum dentis): futura senda de la erupción dentaria, que comunica la cripta ósea con la lámina propia de la mucosa oral.

Canal mental o mentoniano (mental canal): canal que aloja al paquete vasculonervisos mentoniano.

Canal incisivo (incisive canal): canal que aloja al paquete vasculonervisos incisivo.

Canal nasolacrimal (nasolacrimal groove): el originado por apoptosis de las células internas y centrales del epitelio del surco plano que separa las prominencias maxilares de las nasales laterales. A pesar de su nombre no tiene relación con el desarrollo del conducto nasolacrimal.

Canalículos o túbulos dentinarios (dentinal canalicules): estructuras tubulares ocupadas por liquido o licor dentinario y los procesos dentinoblásticos. Se extienden desde la unión amelodentinaria hasta la pulpa dentaria.

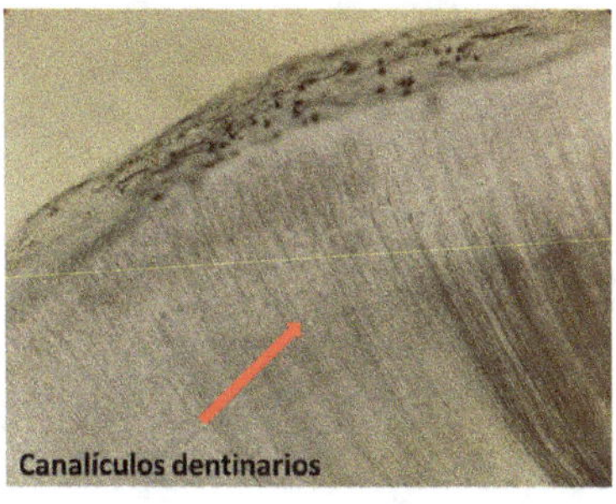

Canalículos óseos (bone canaliculi): canalículos de la matriz ósea mineralizada que alojan a los procesos citoplasmáticos de los osteocitos.

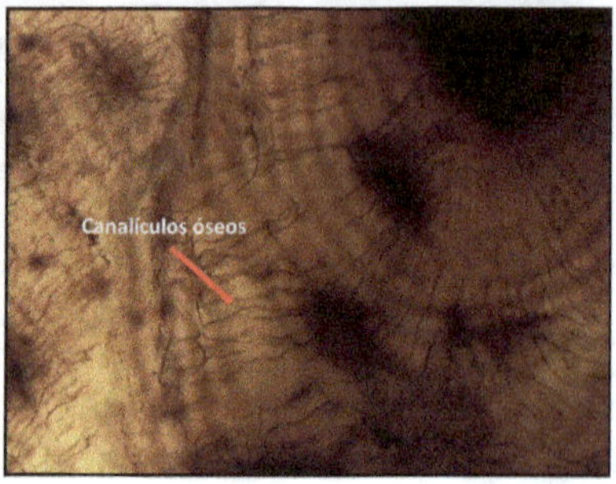

Canastilla o cripta ósea (tooth crypt): sitio intróseo de los maxilares donde se desarrollan los gérmenes dentarios. En imágenes radiológicas se observa como una cortical o línea hiperdensa contínua.

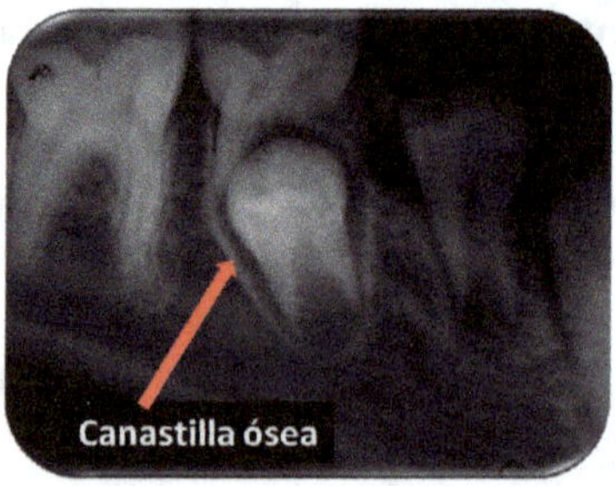

Caninos (canines): cuatro dientes que corresponden al 2° grupo de dientes anteriores. Dientes unirradiculares, fuertes y poderosos, con una corona en forma de cúspide única y puntiaguda que permite perforar y desgarrar los alimentos.

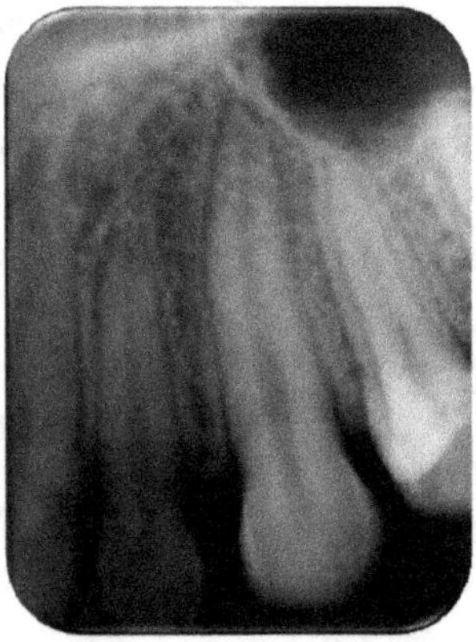

Canino superior izquierdo. Imagen periapical.

Cáncer oral (oral cancer): tumor maligno que afecta cualquiera de los tejidos localizados en la cavidad oral.

Carcinoma (carcinoma): cáncer originado en los epiteliocitos.

Carcinoma ameloblástico (ameloblastic carcinoma): tumor odontogénico epitelial maligno, agresivo e infrecuente Presenta características histopatológicas de un ameloblastoma con características citológicas de malignidad. Se ubica preferentemente en la zona posterior de la mandíbula. Radiográficamente es una lesión hipodensa con bordes pobremente definidos e irregulares. Produce dilatación, expansión y perforación de las corticales óseas e infiltra a estructuras adyacentes.

Carcinoma epidermoide (squamous cell carcinoma): tumor maligno del epitelio estratificado escamoso.

Carcinoma in situ (carcinoma in situ): carcinoma intraepitelial, que no sobrepasa la membrana basal.

Carcinoma odontogénico esclerosante (Sclerosing odontogenic carcinoma): carcinoma intraóseo primario de los maxilares, con un denso estroma esclerótico y un patrón de crecimiento agresivo e infiltrativo. Imagenológicamente se presenta como una lesión hipodensa muy poco definida, con destrucción de la cortical ósea, resorción radicular de dientes adyacentes.

Carcinoma odontogénico de células claras (clear cell odontogenic carcinoma): neoplasia maligna poco frecuente de comportamiento agresivo y variable y recidivante que se localiza principalmente en la parte anterior de la mandíbula. Se caracteriza por cordones e islotes de células vacuoladas y células claras. Se observa como una zona hipodensa de márgenes poco definidos, de crecimiento lento y produce reabsorción radicular, signos nerviosos, dolor e invasión a los tejidos blandos.

Carcinoma odontogénico de células fantasmas (ghost cell odontogenic carcinoma): carcinoma odontogénico epitelial maligno relativamente raro que se presenta principalmente en el maxilar, caracterizado por la presencia de células fantasma y una presentación clínica y radiográfica inespecífica. Puede ser localmente destructivo e invasivo y dar metástasis a distancia.

Caries (caries): proceso nosológico multifactorial destructivo de los tejidos duros del diente. Se observa como una imagen radiológica hipodensa.

Caries dentinaria no penetrante (caries layer does not penetrating): caries que afecta a la dentina y que está separada de la pulpa por dentina sana.

Caries micropenetrante (micropenetrant caries): lesión cariosa en al cual los gérmenes o sus productos llegan a la pulpa a través de los canalículos dentinarios infectados.

Caries macropenetrante (macropenetrant caries): cavidad de una caries que expone directamente la pulpa dentaria al medio oral.

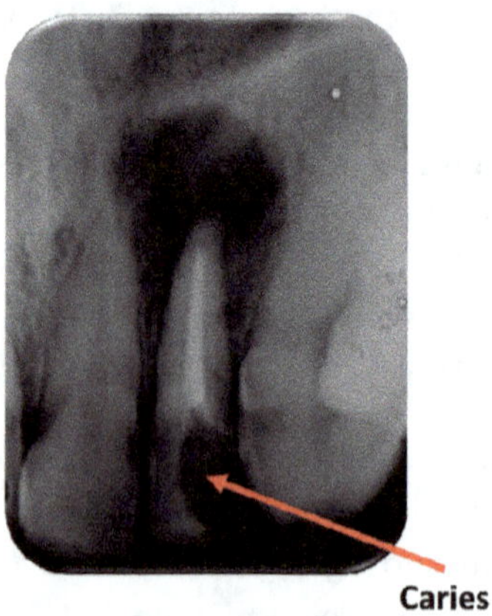

Caries amelodentinopulpar. Imagen radiolúcida. Incisivo Lateral Superior.

Caries penetrante (penetrating caries): caries que afecta varios tejidos del diente, con exposición de la pulpa dentaria.

Caries recurrente (recurrent caries): Caries que se produce alrededor de una restauración anterior.

Cariogénesis (cariogenesis): proceso de desarrollo de la caries dental.

Cariogénico (cariogenic): que posse la capacidad de generar o inducir la producción de caries.

Cartílago articular (articular cartilage): tejido conectivo avascular, aneural y alinfático que cubre los extremos articulares de las articulaciones sinoviales.

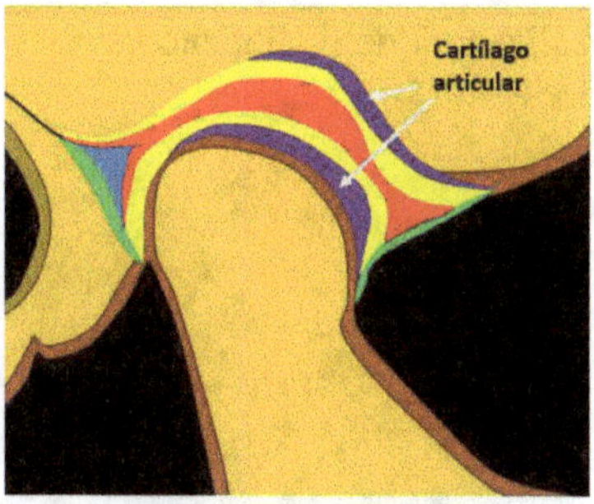

Esquema del cartílago articular.

Cartílago del primer arco faríngeo (cartilage of the first pharyngeal arch): epónimo: cartílago de Meckel. Cartílago hialino que guía la osificación yuxtaparacondral de la mandíbula.

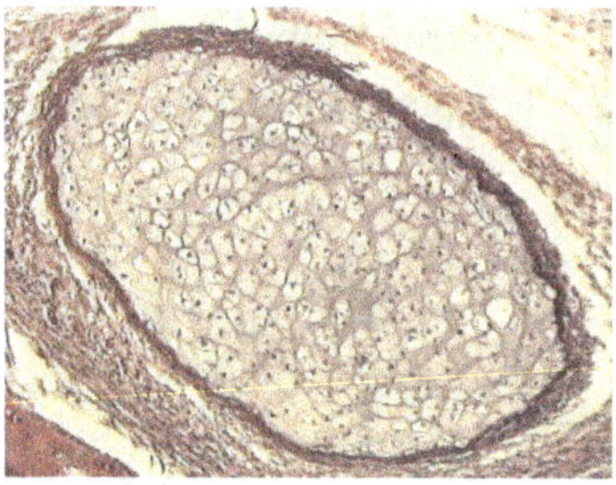

Cartílago del 1° arco faríngeo. H/E.

Casquete (cap stage): estadio intermedio del desarrollo dentario en el cual se esbozan tres estructuras indispensables para la formación de los dientes: el órgano del esmalte, la papila dentaria y el saco dentario.

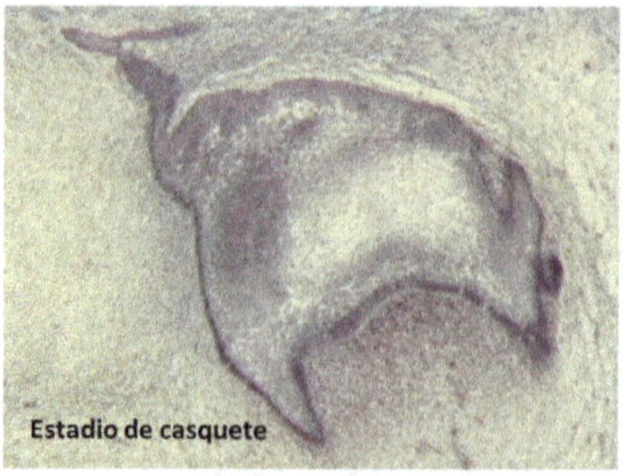

Cátodo (cathode): polo negativo de un tubo de rayos x formado por una pieza de cobre con una copa focalizadora de molibdeno y un espiral de tungsteno, fuente de electrones.

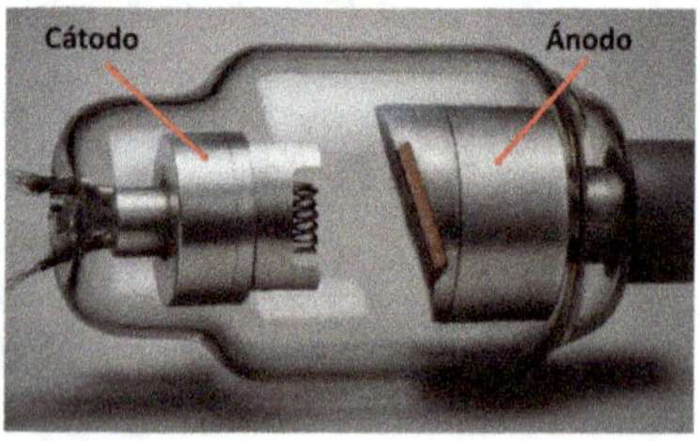

Cavidad oral (oral cavity): primera porción del sistema digestivo, revestida y protegida por una superficie húmeda, la membrana mucosa. Participa en la masticación, secreción de saliva, fonación, gustación, absorción, lenguaje articulado, inmunidad, defensa, etc

Cavidad coronaria o cámara pulpar (pulp chamber): cavidad central radiolúcida de la corona del diente que aloja la pulpa dentaria.

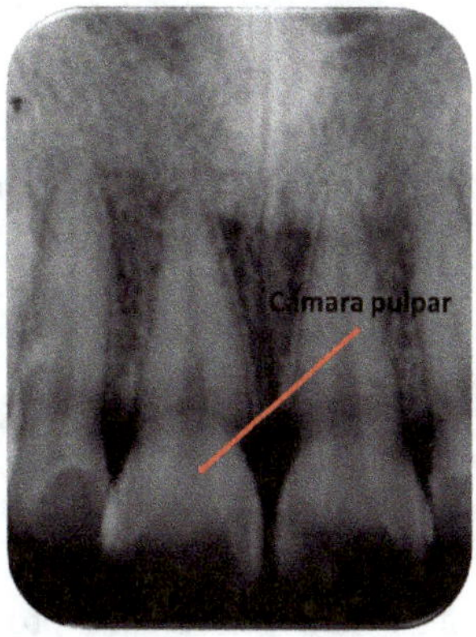

Incisivo Central superior derecho. Cavidad coronaria.

Cavidad dentaria (dental cavity): cavidad central radiolúcida del diente que aloja la pulpa dentaria. La porción coronaria se denomina cavidad coronaria y la porción radicular que se extiende hasta el ápice se denomina canal radicular

Cefalograma (cephalogram): es el dibujo anatómico y el trazado de referencias cefalométricas, puntos, líneas y planos sobre el calco de una imagen cefalométrica (ortopantomografía, telerradiografía cefalométrica) obtenida del paciente según normas determinadas que nos permiten estandarizar los resultados. En la cefalometría digital, un software realiza la localización y el trazado de las referencias cefalométricas a través de inteligencia artificial.

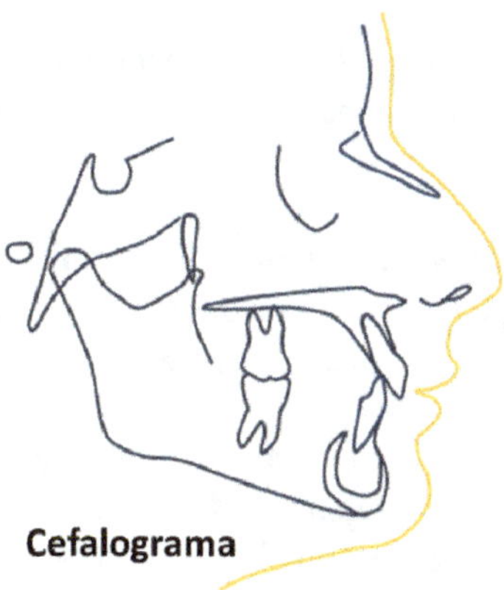

Cefalometría (cephalometric): es un instrumento complementario de diagnóstico en ortodoncia. Son las medidas o magnitudes lineales y angulares

que se obtienen del cefalograma y constituye junto a los modelos dentales, una de las principales herramientas de diagnóstico en ortodoncia.

Célula determinada (determined cell): célula comprometida; la que ya ha fijado su destino.

Células de la cresta neural (neural crest cells): células precursoras multipotenciales originadas del neuroectodermo que se pueden diferenciar em uma amplia variedad de tipos celulares que incluyen neuronas, células gliales, melanocitos y células ectomesenquimáticas.

Células de sostén (support cells): células que producen la matriz extracelular (fibroblastos, condroblastos, osteoblastos) y que organizan y conservan la estructura del cuerpo (fibrocitos, condrocitos, osteocitos).

Células directamente adheridas al diente (DAT) (directly attached tooth cell): células que elaboran las hemidesmosomas y los componentes de la lámina basal interna que constituyen el aparato de adhesión epitelial de la unión dento-gingival.

Células ectomesenquimáticas (ectomesenchymal cells): células que van a formar el ectomesénquima cefálico de donde derivarán tejido conectivo, dermois, tendones, cartílagos, huesos, papila dentaria y saco dentario.

Células mesenquimáticas (mesenchymal cells): células pertenecientes al tejido conectivo que tienen las potencialidades de desarrollo de las células mesenquimáticas embrionarias, siendo progenitoras de fibroblastos, adipocitos, osteoblastos, dentinoblastos, condroblastos, células sanguíneas, endoteliocitos, miocitos lisos, etc.

Células mesenquimáticas embrionarias (embryonic mesenchymal cells): células estrelladas, progenitoras de la mayoría de las células del tejido conectivo adulto, y que se localizan en la matriz extracelular del mesénquima.

Células mesenquimáticas osteogénicas (osteogenic mesenchymal cells): células mesenquimáticas indiferenciadas bipotenciales determinadas para dar origen a osteoblastos o condroblastos según proliferen en un ambiente vascular o avascular.

Célula precursora totipotencial (totipotential precursor cell): cigoto. Produce un embrión completo, placenta y anexos extraembrionarios.

Células precursoras multipotenciales (pluripotential precursor cells): células que se diferencian en distintos tipos de células que derivan de una sola hoja embrionaria.

Células precursoras pluripotenciales. (multipotential precursor cells): células que se originan del embrioblasto. Se diferencian en presencia de trofoblasto en tejidos procedentes de cualquiera de las tres hojas embrionarias.

Cementículos (cementicles): nódulos calcificados originados a partir de epiteliocitos que se ubican libres dentro del ligamento periodontal o adheridos en el cemento.

Cemento (cementum): tejido conectivo calcificado que recubre a la dentina en la raíz anatómica del diente y que pertenece al periodonto de inserción junto al ligamento periodontal y el hueso alveolar.

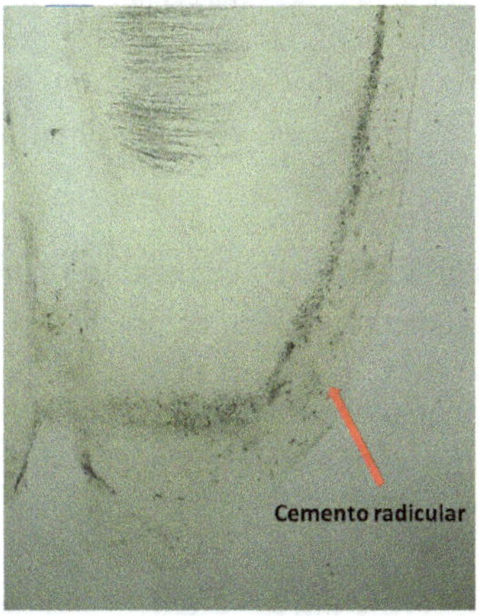

Periodonto de inserción. Cemento. Técnica por desgaste.

Cemento acelular (acellular cement): el primer cemento que se forma, predominando en todo el espesor del tercio coronal de la raíz y en la zona interna del tercio medio. Se produce porque al principio el proceso de mineralización radicular es lento y los cementoblastos después de secretar pueden retirarse.

Cemento afibrilar (afibrillar cement): cemento que carece de fibras colágenas y se produce por ruptura temprana del epitelio reducido del órgano del esmalte.

Cemento celular (cellular cement): cemento que se forma cuando los dos tercios de las raíces están formados por lo que el proceso eruptivo se acelera y la mineralización también por lo que los cementoblastos quedan atrapados por la matriz que forman. Cemento que se localiza en los dientes completos en la porción externa del tercio medio y en todo el espesor del tercio apical.

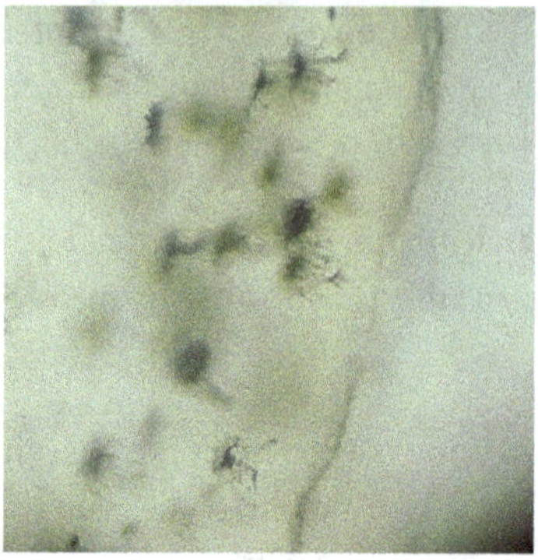

Tercio apical de la raíz. Cemento celular. Técnica por desgaste.

Cemento celular-acelular (cellular-acellular cement): depósito de tejido duro radicular de mayor espesor que el cemento intermedio, producido por los cementoblastos.

Cemento fibrilar (fibrillar cement): cemento que presenta fibras colágenas y se identifica tanto en el cemento acelular como en el celular.

Cemento interlaminar (interlamellae cement): sustancia cementante con predominio de proteoglucanos, que se encuentra entre las laminillas del tejido óseo.

Cemento intermedio (intermediate cement): capa radicular de tejido duro que tiene su origen en la vaina epitelial de la ray que sella los canalículos dentinarios.

Cementoblastoma benigno: tumor odontogénico o hamartoma poco frecuente caracterizado por la formación de láminas de tejido semejante al cemento, no mineralizado en su periferia. Se localiza en la mandíbula especialmente en el área del 1° molar el cual presenta vitalidad. Lesión esférica de bordes netos, originado por una capsula fibrosa de espesor uniforme es hipodensa en el periodo osteolítico o inicial, es mixta, hipodensa e hiperdensa, periodo cementoblastico (formación de cemento) y es hiperdensa en el período de maduración, final o inactivo.

Cementoblastos (cementoblasts): células encargadas de sintetizar la matriz orgánica del cemento.

Cementocitos (cementocytes) células encargadas de mantener el trofismo tisular, y en ocasiones, resorber matriz cementaria perilacunar.

Cementoclastos (cementoclasts): células similares a los osteoclastos que pueden provocar la resorción de tejidos duros.

Cementogénesis (cementogenesis): proceso por el cual se forma el cemento en el diente y ocurre tardíamente en el desarrollo dentario. Las células responsables de este proceso se denominan cementoblastos, y se originan en la cara interna del saco dentario.

Cementoide (cementoid): delgada capa de sustancia orgánica ubicada entre los cementoblastos activos y el cemento mineralizado. Es secretada por los cementoblastos y representa la secreción más reciente en la que aún no se han depositado sales inorgánicas.

Cementoplastos (cementoplasts): espacios o cavidades donde se encuentran los cementocitos.

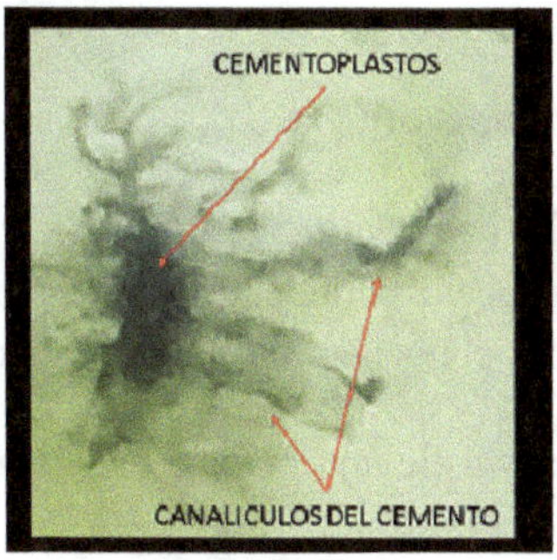

Choquet J: científico francés que tiene el mérito de ser el primero que describió metodológicamente la morfología de la unión amelocementaria. Su libro Precis d´anatomie dentaire (París, Lamarre, 1928) se destaca en Internet en la página Dental Library: Exhibition on dental rare literature.

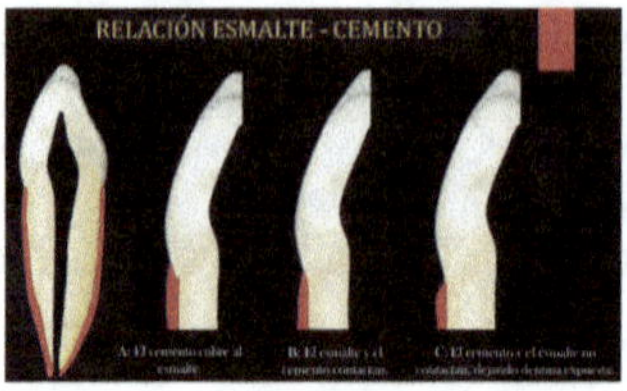

Casos de Choquet. Relación entre el esmalte y el cemento radicular.

Código genético odontogénico Homeobox: genes que brindan al ectomesénquima la información crítica para determinar la forma específica de cada diente y una posición determinada en el maxilar y la mandíbula.

Colimador (collimator): o cilindro colimador es un aditamento del cabezal del equipo generador de rayos x dental que ayuda a direccionar el rayo central y restringe el área irradiada. Debe estar revestido por plomo.

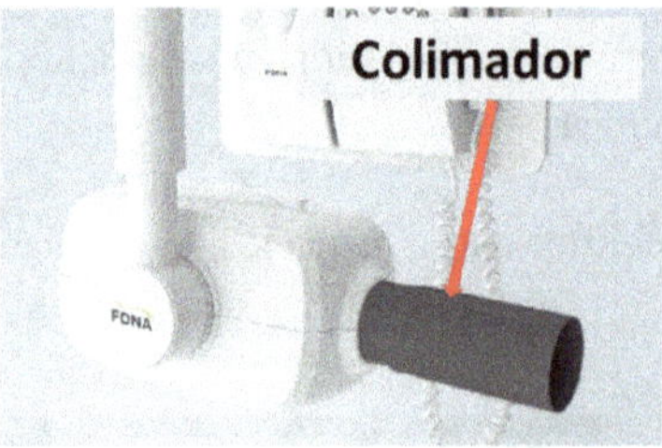

Compacta ósea (bone compacta): pared de hueso alveolar laminar.

Compacta periodontal (periodontic compacta): pared de hueso alveolar laminar que mira al ligamento periodontal y que presenta numerosos canales transversos que comunican el ligamento con la medular.

Compacta perióstica (periostic compacta): pared de hueso alveolar que mira al exterior, recubierta por periostio.

Competencia (competence): capacidad que tienen las células para reaccionar ante estímulos directos del desarrollo.

Complejo cráneo facial (cranium facial complex): estructura altamente organizada compuesta por cráneo, cara, cavidad oral y cuello que depende para su formación normal de mecanismos y modelos morfogenéticos integrados en el tiempo y el espacio.

Complejo dentino-pulpar (dentine-pulp complex): unidad biológica, estructural, embriológica y funcional, constituida por la dentina y la pulpa dentaria.

Conceptus (conceptus): el embrión y sus membranas.

Concrescencia (concrescence): fusión de las raíces de dos dientes a nivel del cemento. Más frecuente en 2° y 3° molar permanente superior.

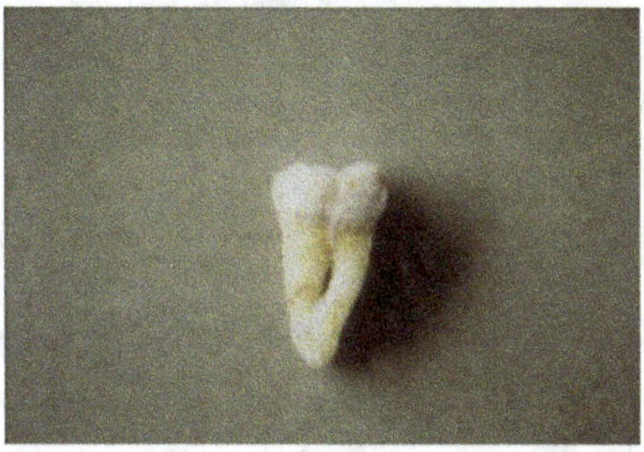

Concrescencia radicular

Condroma (chondroma): neoplasia benigna caracterizada por la formación de cartílago maduro. Se localizan centralmente dentro de los maxilares (encondroma), en la cortical ósea subyacente (condroma yuxtacortical). Pueden ser solitarios o afectar varios huesos (condromatosis). Pueden ser solitarios o afectar varios huesos (condromatosis). Poco frecuente en los maxilares. Radiograficamente muestra una calcificación moteada, a veces con una apariencia "en granos de pochoclo".

Conducto nasal inicial (initial nasal canal): conducto producido por apoptosis y acumulación de líquido en los epiteliocitos ubicados por detrás de la depresión entre las prominencias laterales y media. A la quinta semana se produce y comunica de manera temporal la depresión nasal con el techo de la cavidad oral primitiva.

conducto o canal radicular (root canal): cavidad longitudinal central radiolúcida de la raíz del diente que aloja la pulpa dentaria a nivel radicular.

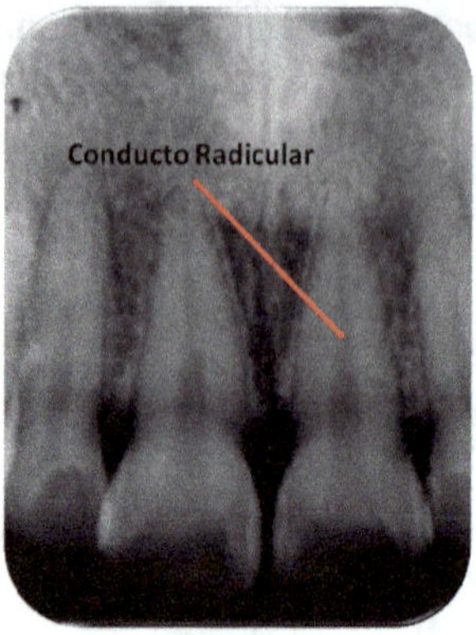

Incisivo Central superior izquierdo. Canal radicular.

Conductor eléctrico (electrical conductor): es una sustancia o material que permite que la electricidad fluya a través de él. En un conductor, los portadores de carga eléctrica, normalmente electrones o iones, se mueven fácilmente de un átomo a otro cuando se aplica tensión. La mayoría de los metales se consideran buenos conductores.

Conoidismo (conoidism): anomalía de forma o malformación de los dientes que presentan forma de cono debido a hipoplasia de los lóbulos mesial y distal.

Contraste radiográfico (radiographic contrast): diferencia de densidades entre las regiones claras y oscuras en una radiografía.

Coolidge William David (1873-1975): físico estadounidense nacido en Hudson, Massachusetts. Sus investigaciones sobre el wolframio le permitieron desarrollar el 'wolframio dúctil', que resultaba más fácil de trabajar como filamento. En 1913 inventó el tubo Coolidge, un tubo de rayos x con una mejora en su cátodo, utiliza un filamento de wolframio, para su uso en medicina.

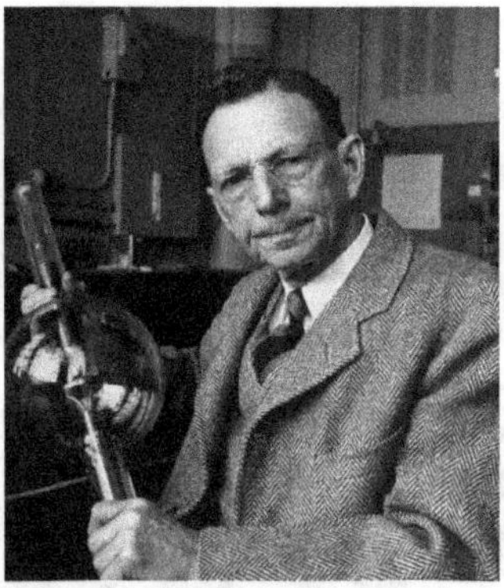

Corona anatómica (anatomical crown): porción del diente revestida por esmalte.

Corriente eléctrica (electric current): Es el flujo de carga eléctrica que recorre un material. Este fenómeno físico se puede definir también como el flujo de partículas cargadas, como electrones o iones, que se mueven a través de un conductor eléctrico o un espacio.

Corriente eléctrica alternada (alternating electric current): es un tipo de corriente eléctrica, en la que la dirección del flujo de electrones va y viene a intervalos regulares o en ciclos. Los polos varían de signo funcionando alternativamente como + o – presentando la corriente variaciones de sentido. También se denomina corriente alterna.

Corriente eléctrica continua (direct electric current): es la corriente eléctrica que fluye de forma constante en una dirección. Los polos de la fuente electrógena se mantienen invariables durante su funcionamiento. También se denomina unidireccional o directa.

Corte tomográfico (computed tomographic slice): sección de una parte del cuerpo humano, en odontología del área bucomaxilofacial, que se observa en una tomografía computada. Tiene un determinado grosor. Existen cortes tomográficos coronales, sagitales, axiales, panorámicos y transversales.

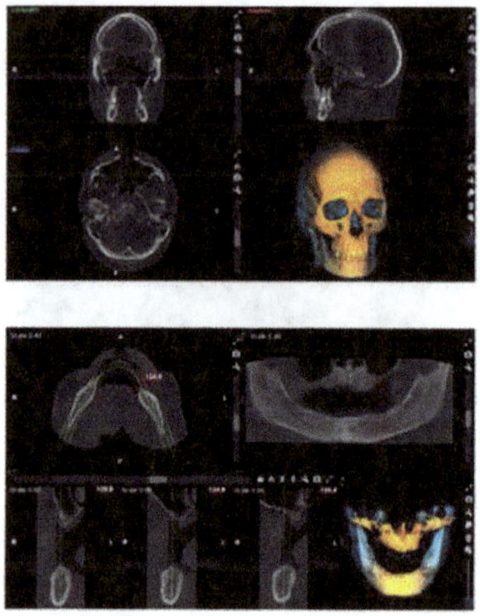

Cortes tomográficos coronales, sagitales, axiales, panorámicos y transversales.

Cráneo (skull): estructura ósea que se forma a partir del mesodemo. Presenta dos partes: el neurocráneo y viscerocráneo.

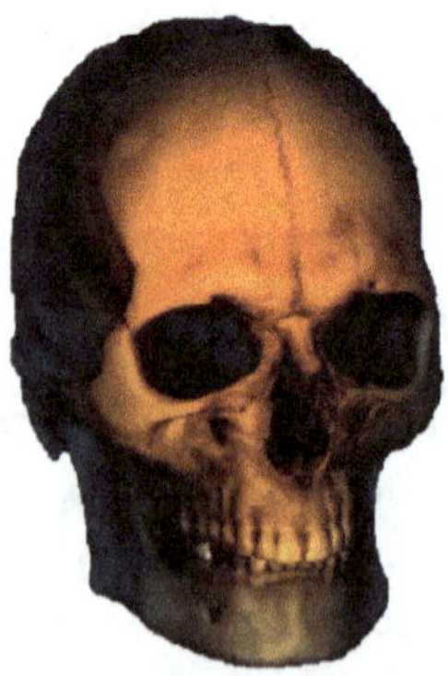

Cráneo. Reconstrucción 3D en Tomografía Computada.

Cresta alveolar (alveolar crest): parte cervical del tabique interdentario que en los dientes anteriores tiene forma de vértice y en los dientes posteriores de meseta.

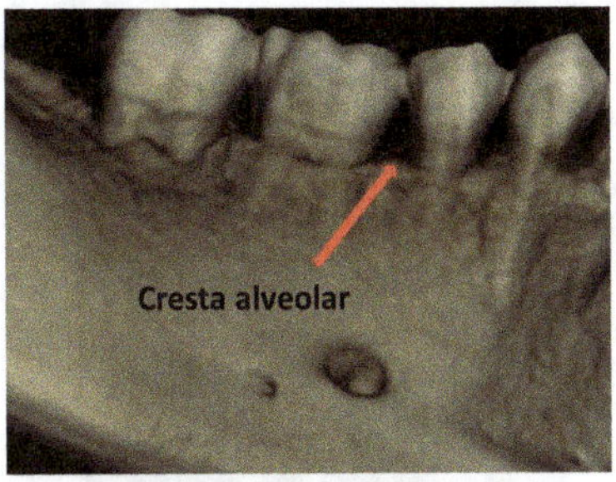

Cristales de hidroxiapatita (hydroxyapatite crystals): cristales constituyentes de la matríz inorgánica que se encuentran en esmalte, dentina, cemento radicular y hueso.

Cribado radiológico (screening): o screening radiológico, estudios por imagen realizados con el propósito de identificar una enfermedad para un diagnóstico precoz que conducirá a un tratamiento anticipado y más efectivo con mejor resultado en términos de calidad de vida.

$CTDI_{vol}$: índice de dosis en tomografía computada. (Volumen). Se mide en mGy.

Cuello anatómico (dental cervix): Esta constituído por el límite amelocementario del diente.

Culombio (coulomb): Unidad de carga eléctrica. 1 culombio es igual 6,28 trillones de electrones pasando en un segundo por un conductor.

Curie Marie (1867-1934): física y química nacida en Varsovia, Polonia. Pionera en el campo de la radioactividad, es la única mujer que recibió dos premios Nobel en distintas especialidades científicas (premio Nobel de física en 1903 y de química en 1911 por el descubrimiento de los elementos radio y polonio).

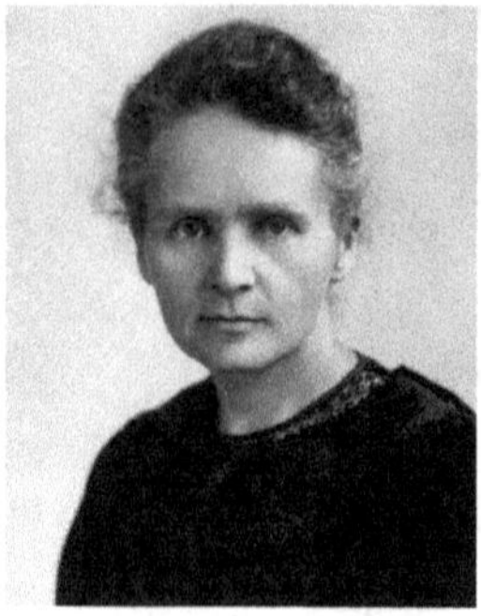

Curie Pierre (1859-190): nacido en París, Francia, es un físico pionero en el estudio de la radiactividad y descubridor de la piezoelectricidad. Por sus investigaciones sobre la radiación y el por el descubrimiento de los elementos radiactivos radio y polonio, recibió el Premio Nobel de Física en 1903 junto con su esposa Marie Curie y Antoine Henri Becquerel.

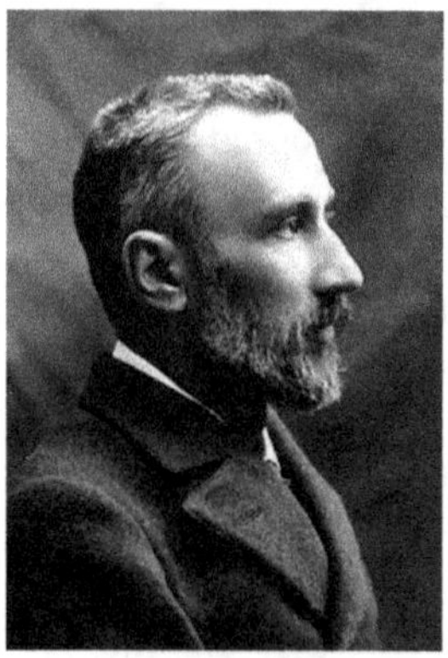

Cúspides (cups): eminencias de las caras oclusales de los dientes posteriores y del canino.

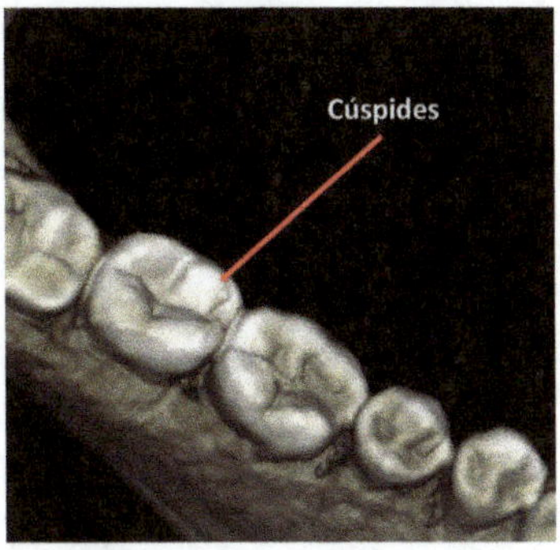

Cúspides vestibulares del segundo molar inferior izquierdo.

Czermack, Johann Nepomuk: médico, fisiólogo y sicólogo nacido en Praga (1828-1873). En el año 1850 se recibió de medico con su disertación sobre "The Microscopical Anatomy of the Teeth," en la que él presentó sus estudios sobre los espacios interglobulares más grandes que se observaban en la parte superior de la dentina, espacios que fueron denominados de Czermack **(epónimo).**

Delta apical (apical delta): división del canal radicular en múltiples y diminutos canales con aparición de foraminas.

Densidad ósea (bone density): medida del contenido mineral o de la cantidad de minerales que contiene cierto volumen de hueso.

Dens in dente (dens in dente): anomalía que afecta el desarrollo del diente originado por una invaginación del órgano del esmalte en la papila dentaria. Más común en dentición permanente.

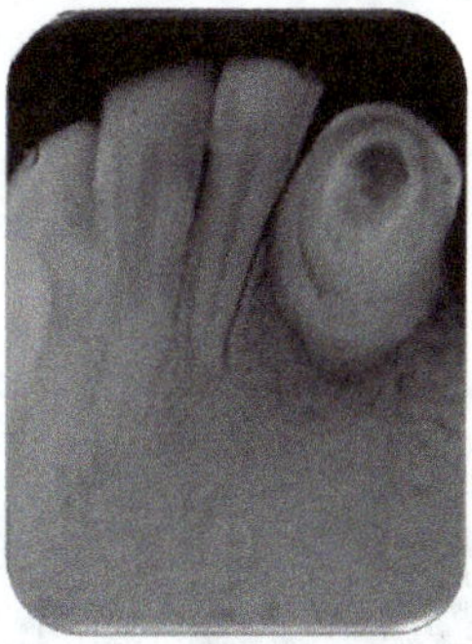

Dens in dens en incisivo central mandibular.

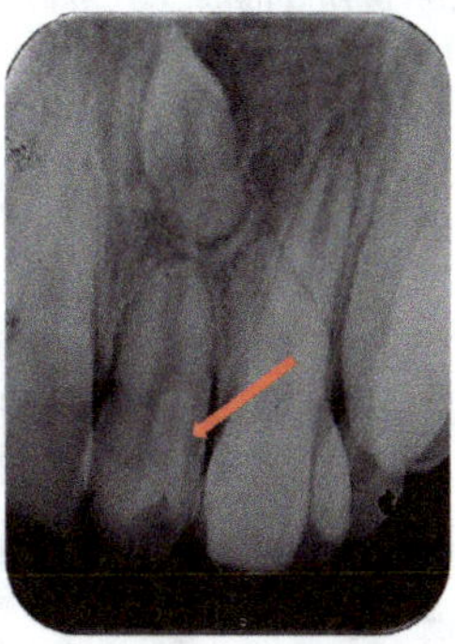

Dens in dens en incisivo central maxilar.

Dentición decidua (primary dentition): dentición temporaria constituida por veinte dientes que se distribuyen en incisivos, caninos y molares. Dentición que sufre un proceso de exfoliación para ser sustituida totalmente por la dentición permanente.

Dentición mixta (mixed dentition): etapa de recambio dental que transcurre entre los 6 y 12 años donde coinciden dientes deciduos y permanentes en cavidad oral.

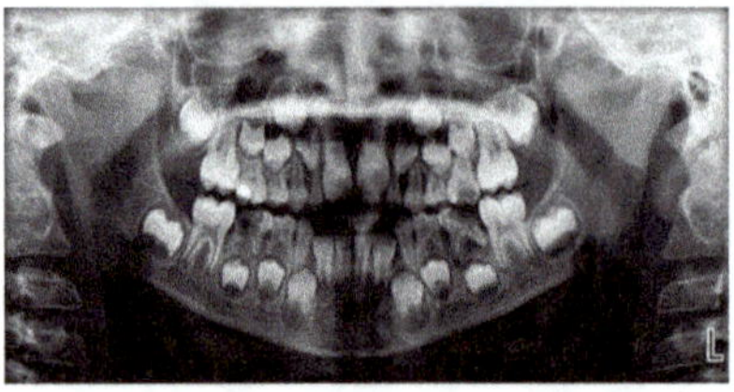

Dentición mixta. Ortopantomografía.

Dentición permanente (permanente dentition): constituída por 32 dientes que se forman después de la dentición decidua. Son dientes que conforman el sistema dental definitivo.

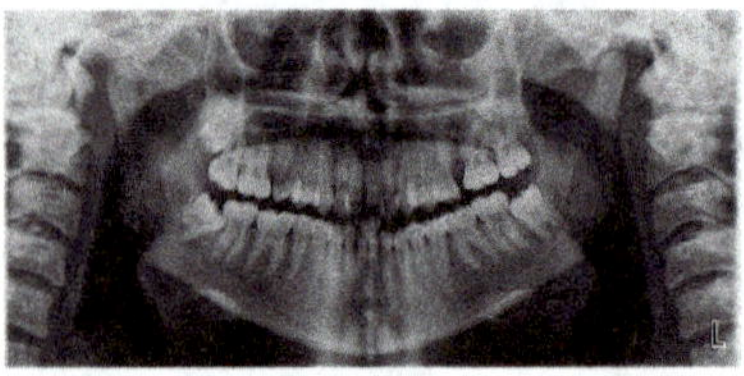

Dentición permanente. Ortopantomografía.

Dentina (dentin): tejido conectivo mineralizado especializado de origen ectomesenquimático, que forma el cuerpo del diente y se ubica por debajo del esmalte y el cemento.

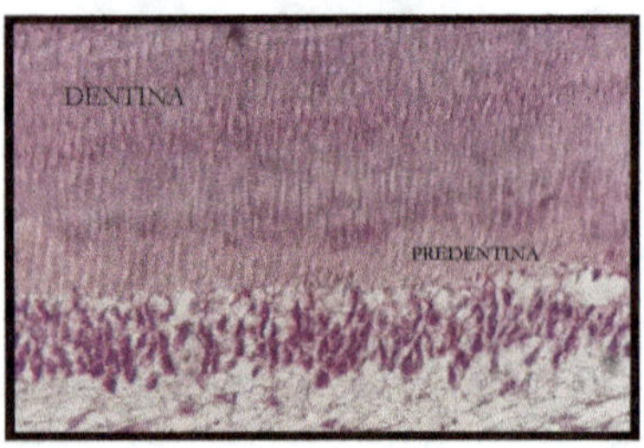

Dentina. H/E.

Dentina coronaria (crown dentin): tejido dentinario recubierto por el esmalte.

Dentina esclerótica (sclerotic dentin): localizada debajo del esmalte en zonas que presentan fisuras, áreas de atrición, abrasión, caries de evolución lenta, etc., presenta obliteración completa de los canalículos dentinarios a expensas de la dentina intracanalicular.

Dentina opaca (opaque dentin): dentina localizada en bordes incisales, vértices de los cuernos de la cavidad dentaria o zona cervical, afectada por un estímulo intenso que muestra retracción o necrosis del proceso dentinoblástico quedando el canalículo dentinario vacío.

Dentina reaccional (reactionary dentin): dentina terciaria originada por la secreción de los dentinoblastos como respuesta a un estímulo suave.

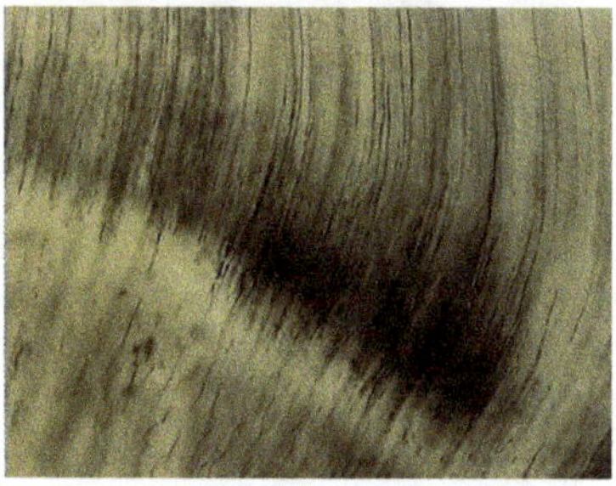

Dentina reaccional. Diente por desgaste.

Dentina reparativa (reparative dentin): dentina terciaria denominada osteodentina porque recuerda al hueso, formada por una nueva generación de dentinoblastos, cuando la injuria del diente es muy severa.

Dentina terciaria (tertiary dentin): la que se produce por un estímulo externo que actúa localmente sobre la pulpa y se forma sólo en el sitio de activación dentinoblástica, deformando la cavidad dentaria. Puede ser reaccional o repartiva.

Densidad radiográfica (radiographic density): grado global de oscurecimiento de la película expuesta

Densitometría ósea (bone densitometry): procedimiento no invasivo que emplea radiación x para determinar la densidad mineral ósea.

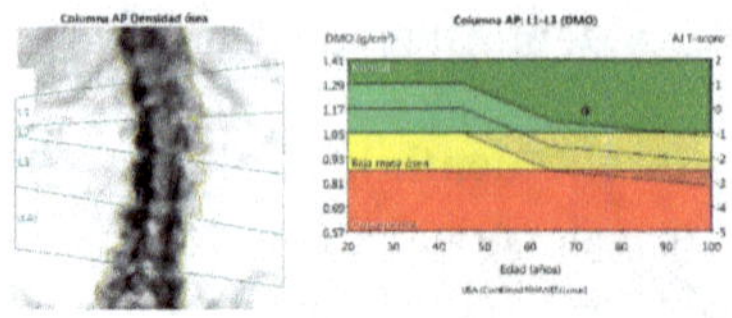

Densitometría ósea de columna.

Dentinoblastos (dentinoblasts): células especializadas de la pulpa dentaria, terminalmente diferenciadas, polarizadas, que derivan de las crestas neurales. Células que tienen por función la formación y mantenimiento de la dentina.

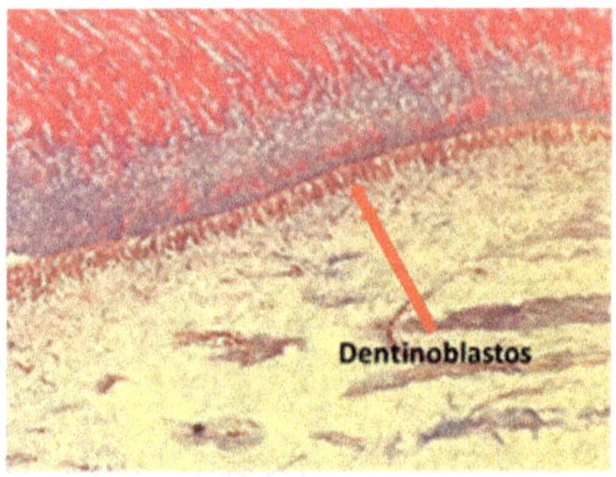

Zonas topográficas de la pulpa dentaria. Estrato dentinoblástico.

Dentinogénesis (dentinogenesis): proceso de formación de la dentina a partir de la papila dentaria, tejido conectivo embrionario ectomesenquimático.

Dentinogénesis imperfecta (dentinogenesis imperfecta): enfermedad genética autosómica dominante que afecta ambas denticiones y que produce alteración de la formación de la dentina durante el desarrollo del diente. Se puede acompañar de osteogénesis imperfecta, escleróticas azules, etc.

Depresiones (depressions): pequeñas profundidades de la superficie dentaria. Corresponden a surcos, fosas, fosetas, fisuras y agujeros.

Desarrollo (development): maduración progresiva y diferenciación de órganos y sistemas, que condicionan una creciente maduración funcional.

Descalcificación (decalcification): eliminación de las sales calcáreas de huesos y dientes para poder obtener cortes delgados y estudiar los componentes orgánicos.

Descalcificación física (physical decalcification): la que utiliza procesos de disociación electrolítica y emisores de ultrasonido para eliminar las sales calcáreas.

Descalcificación química (chemical decalcification): la que actúa por precipitación de sales y utiliza ácido nítrico o actúa por quelación de metales en forma lenta y utiliza EDTA para eliminar las sales calcáreas.

Desgaste (abrade): pérdida de la estructura del diente secundaria a la acción mecánica de la masticación.

Desmineralización (demineralization): ver descalcificación.

Determinación (determination): fijación del destino de las células embrionarias.

Dg: dosis glandular media. Se mide en mGy.

Diazonias (diazonias): imagen en forma de banda oscura al observar con luz incidente los prismas del esmalte seccionados transversalmente.

Dicom: formato de archivo estándar reconocido mundialmente para el manejo, visualización, almacenamiento, impresión, intercambio y transmisión de imágenes médicas. Es el acrónimo de Digital Imaging and Communication in Medicine.

Diente accesorio interdentario (interdental accessory tooth): diente supernumerario que se ubica entre los espacios interdentarios, son minúsculos, con forma de clavija o amorfos.

Diente anastrófico (anastrophic tooth): diente invertido que erupciona hacia fosas nasales. En general son dientes supernumerarios.

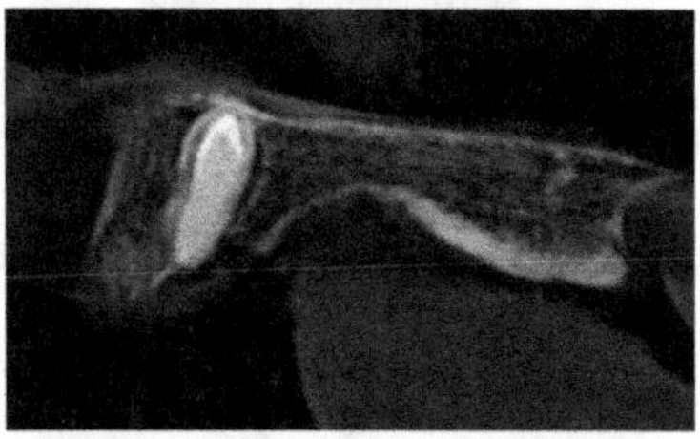

Tomografía computada. Mesiodens anastrófico.

Dientes en cascara (Shell teeth): o diente en concha, es el tipo III de dentinogénesis imperfecta. Radiográficamente los dientes presentan cámaras pulpares amplias y delgadas capas de esmalte y dentina.

Diente enclavado (impacted tooth): diente que perfora el hueso y en consecuencia el saco folicular se encuentra en contacto con la cavidad oral ((según clasificación de Calatrava).

Diente enclavado erupcionado (erupted impacted tooth: diente que perfora el hueso y está parcialmente recubierto de mucosa o libre (según clasificación de Donado).

Diente enclavado submucoso (submucosal impacted tooth): diente que perfora el hueso y está totalmente recubierto de mucosa

Diente eumórfico (eumorphic tooth): diente supernumerario que presenta la forma de un diente de la serie normal. también se denominan típicos o suplementarios.

Diente impactado (impacted tooth): diente que no erupciona como consecuencia de un obstáculo físico o de una posición anatómica anómala (según clasificación de Gay Escoda).

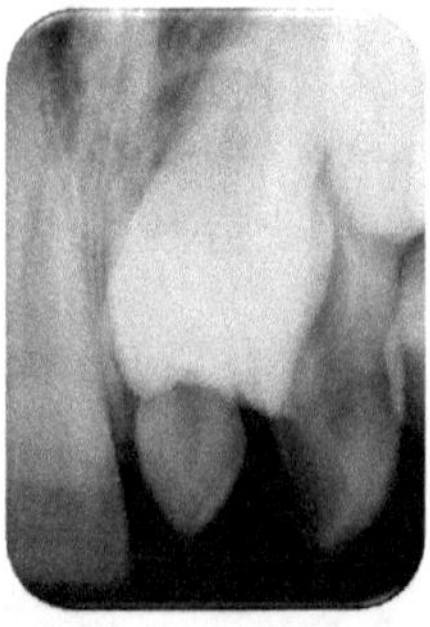

Incisivo central superior izquierdo no erupcionado.

Diente incluido (impacted tooth): diente que continúa dentro del hueso ya pasada su fecha de erupción (según clasificación de Gay Escoda). Diente recubierto por hueso en su totalidad y con el saco folicular intacto (según clasificación de Calatrava).

Diente multirradicular (multirooted toth): diente que presenta más de una raíz. Son dientes multirradiculares los molares maxilares y mandibulares y en algunos casos 1° premolares superiores.

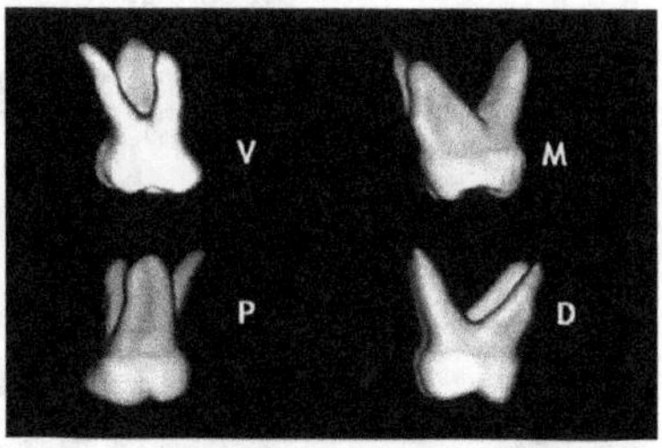

Molar superior con tres raíces.

Diente no erupcionado (unerupted tooth): diente en el que no asoma ninguna porción en la boca; puede ser retenido sin perforar el hueso, o impactado, que perfora el hueso (según la clasificación de Laskin).

Diente semierupcionado (semierupted tooth): diente en el que asoma alguna porción en la boca (según la clasificación de Laskin).

Diente sumergido: falsa anomalía que se presenta frecuentemente en los segundos molares temporarios por hipoplasia del segundo premolar permanente. El segundo molar temporario se ubica hacia adentro con su cara oclusal en un nivel más bajo que el resto de los dientes con respecto a la línea de la oclusión.

Diente unirradicular (unirooted tooth): diente que presenta una sola raíz. Los incisivos y caninos junto a los premolares de ambos maxilares, excepto algunos primeros premolares superiorios.

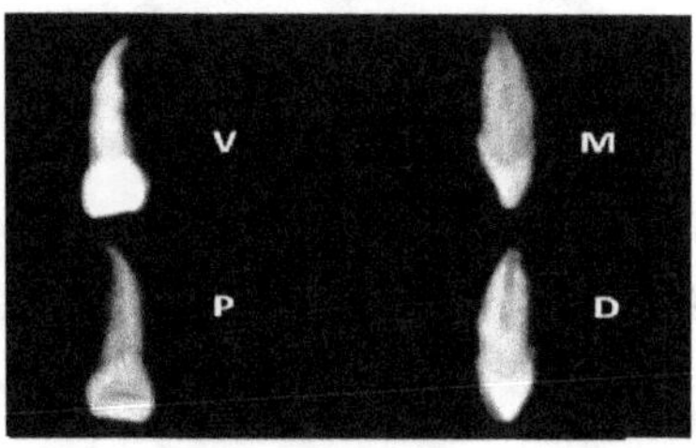

Tomografía computada cone beam: incisivo lateral superior izquierdo.

Diente unirradicular.

Dientes (teeth): órganos duros y pequeños, de color blanco o amarillento, que se ubican en los alveolos maxilar y mandibular. Tienen diferentes funciones y participan en fonación, en la masticación, cortan, desgarran y trituran los alimentos. Cumplen una importante función estética.

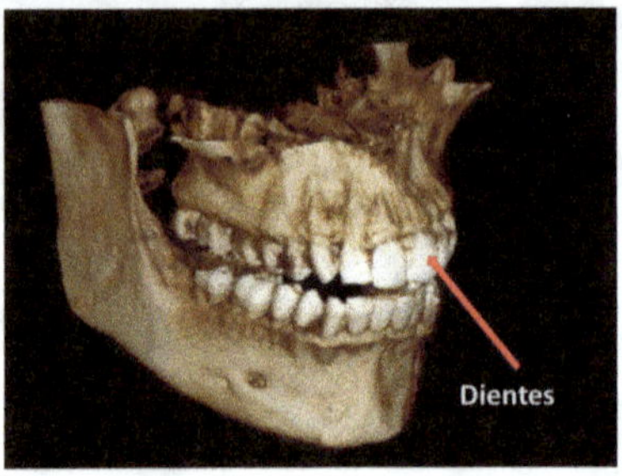

Tomografía computada. Renderizado 3D.

Dientes anteriores (anterior teeth): grupo dentario formado por incisivos y caninos.

Dientes de sucesión (successional teeth): o permanentes, son los que reemplazan a los dientes deciduos.

Diente distópico (dystopic tooth): o ectópico, es un diente que erupciona fuera del reborde alveolar pero dentro de la cavidad oral.

Diente heteromórfico (heteromorphic tooth): diente supernumerario que no presenta la forma de un diente de la serie normal siendo conoides o infundibuliformes. También se denominan atípicos o dismórficos.

Diente heterotópico (heterotopic tooth): diente que erupciona en lugares alejados de la cavidad oral por migración del folículo dental en sitios no habituales como la fosa pterigomaxilar, silla turca, etc.

Dientes natales (natal teeth): dientes supernumerarios extemporáneos que aparecen en la zona de incisivos centrales inferiores presentes al nacer.

Dientes neonatales (neonatal teeth): dientes supernumerarios extemporáneos que aparecen en la zona de incisivos centrales inferiores, que erupcionan durante los primeros treinta días de vida.

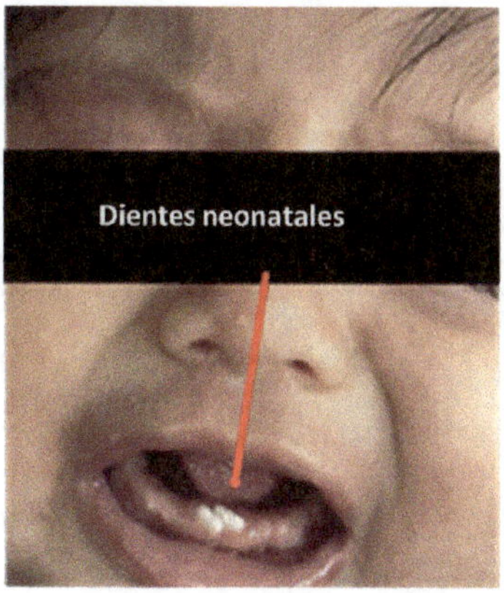

Dientes posteriores (posterior teeth): grupo dentario constituido por premolares y molares.

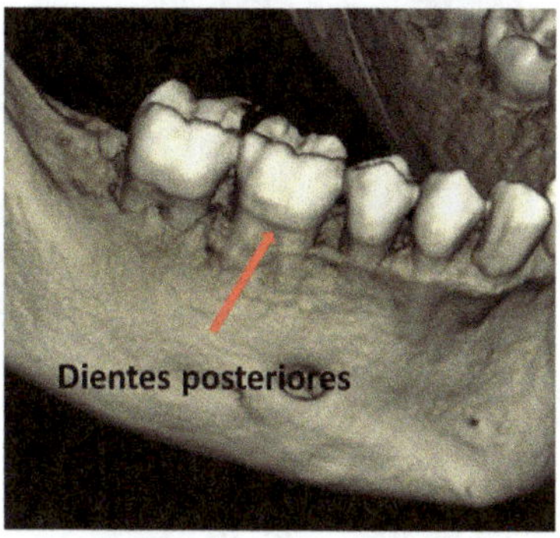

Dientes posteriores. Molares y premolares mandibulares.

Dientes prematuros, deciduos o temporarios (premature or deciduous teeth): los que erupcionan durante los tres primeros meses de nacido.

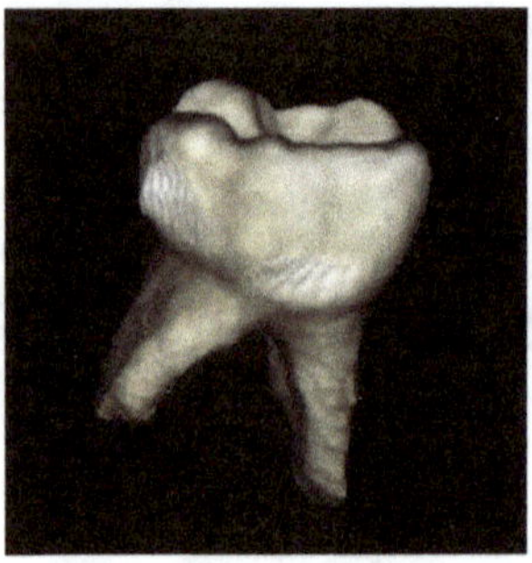

Tomografía computada cone beam. Renderizado 3D. Segundo molar inferior derecho temporario.

Dientes supernumerarios (supernumerary teeth): aumento del número de dientes originado por aumento en la formación de gérmenes dentarios.

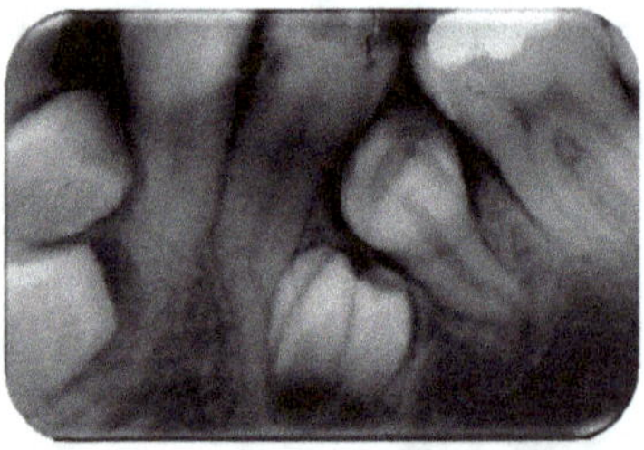

Dientes supernumerarios mandibulares.

Diferenciación celular (cell differentiation): desarrollo de una estructura y funciones específicas.

Dilaceración coronaria (coronary dilaceration): o fractura intrafolicular, es una anomalía de forma folicular y preerupcional. Se caracteriza por una desviación pronunciada de la corona del diente con respecto a su eje mayor.

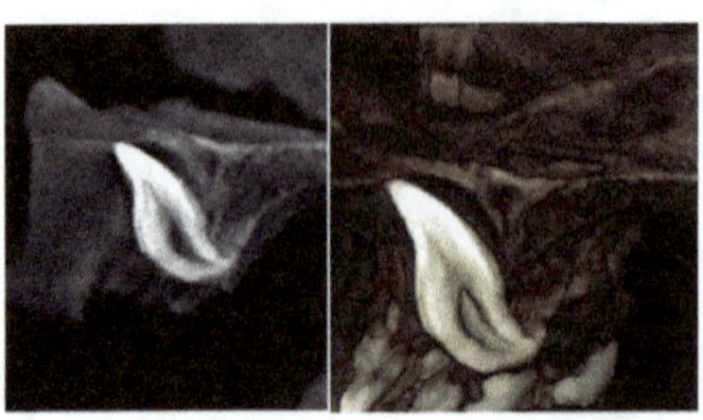

Tomografia computada. Dilaceración coronaria. Incisivo central maxilar.

Dilaceración radicular (root dilaceration): anomalía caracterizada por una extensa curvatura en la raíz a nivel del área cervical de los dientes afectados; producida por una localización excéntrica de la vaina epitelial de la raíz del diente alrededor de la corona ya formada.

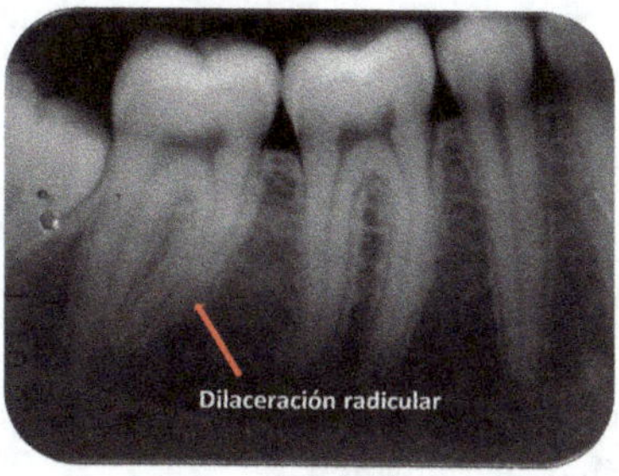

Dilaceración radicular de la raíz mesial del segundo molar mandibular.

Disco articular (articular disc): es una estructura fibrocartilaginosa de forma discoidea de la articulación temporomandibular que está conectado en toda su periferia al ligamento capsular. Actúa como amortiguador entre los huesos de la articulación.

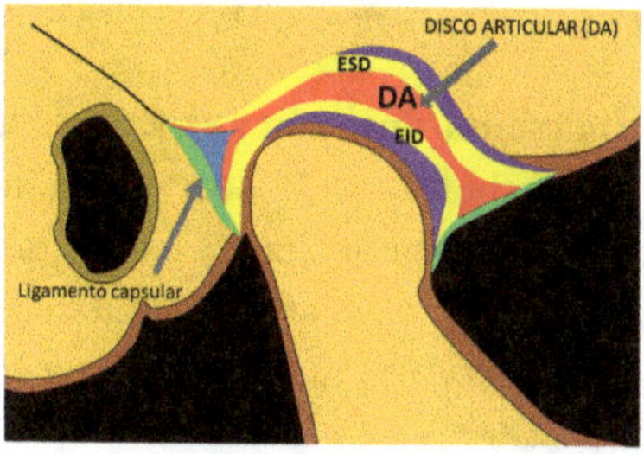

Displasia ectodérmica hipohidrótica (hypohidrotic ectodermal dysplasia): síndrome caracterizado por anodoncia, anhidrosis o ausencia de glándulas sudoríparas, hipotricosis o ausencia de folículos pilosos y asteatosis o ausencia de glándulas sebáceas.

Displasia fibrosa (fibrous dysplasia): lesión osteofibrosa autolimitada asintomática del hueso en la cual la arquitectura normal es reemplazada por tejido fibroso y estructuras óseas no funcionales de aspecto trabecular alterando su tamaño y forma. Las lesiones pueden ser monostóticas o poliostóticas, con o sin trastornos endocrinos asociados. Radiográficamente la lesión temprana se presenta como área hipodensa haciéndose más hiperdensa cuando se forma más hueso. La lesión madura presenta hueso anormal que produce un patrón en “vidrio esmerilado” o “piel de naranja” con expansión y adelgazamiento de corticales.

Distal (distal): cara del diente alejada de la línea media.

Distomolar: diente supernumerario también denominado retromolar o cuarto molar que se localiza por distal del tercer molar superior o inferior.

DLP: producto dosis – longitud. Se mide en mGy.cm.

Dosimetría OSL (ols dosimetry): es una tecnología avanzada basada en el principio de la luminiscencia ópticamente estimulada ampliamente utilizada en el campo de la protección radiológica ocupacional. Presenta alta sensibilidad y precisión en la medición de la radiación.

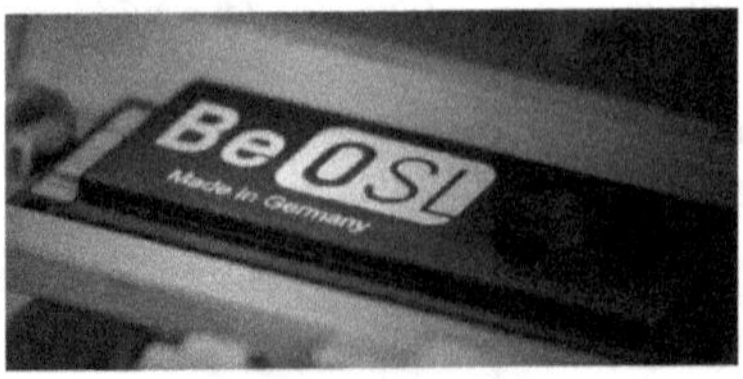

Dosímetro OLS.

Dosimetría personal (personal dosimetry): determinación de la cantidad de radiación ionizante absorbida por los profesionales que trabajan ocupacionalmente expuestos a radiaciones como rayos X, rayos gamma, neutrones, etc. Su finalidad es garantizar que los trabajadores cumplan con los límites de dosis que establece la Autoridad Regulatoria Nuclear.

Dosímetro personal (personal dosimeter): dispositivo que debe ser utilizado por todo trabajador ocupacionalmente expuesto a las radiaciones ionizantes que proporciona de forma objetiva un registro de la dosis recibida. Puede ser el dosímetro de película o film-monitor y el dosímetro termoluminiscente TLD.

Dosis absorbida (absorbed doce): cantidad de radiación que es absorbida por la materia. Energía absorbida por unidad de masa en un determinado punto. La unidad es el Gray (Gy). Concentración de energía depositada, absorbida en el tejido humano como resultado de una exposición a la radiación ionizante.

Dosímetía por termoluminiscencia (thermoluminescence dosimetry): se basa en la capacidad que tienen los sólidos para absorber y almacenar la energía depositada debido a la radiación ionizante, que al calentarse se emite en forma de radiación electromagnética, principalmente en la longitud del espectro visible. La luz emitida es detectada y correlacionada con la dosis absorbida por el material termoluminiscente.

Dosis efectiva (effective doce): suma ponderada de las dosis equivalentes a todos los tejidos y órganos, la dosis absorbida por el cuerpo humano no es homogénea. Para indicar la combinación de diferentes dosis en diferentes tejidos de manera que sea posible la correlación con el total de los efectos estocásticos. La unidad recibe el nombre de Sievert (Sv).

Dosis equivalente (equivalent doce): es la dosis al órgano o tejido corregida por un factor de ponderación del tipo de radiación que tiene en cuenta la eficacia biológica para producir efectos estocásticos. Este factor de corrección es 1 para rayos X. Su unidad es el J/Kg y recibe el nombre de Sievert.

Dosis maxima permisible (Maximum permissible doce): a partir de 1991 por una recomendación internacional el límite de dosis efectiva o valor máximo permisible de la exposición ocupacionales de 20 mSv/año, de 100 mSv/ 5 años. Excepcionalmente 50 mSv en un año.

E

Ecogenicidad (echogenicity): capacidad de los tejidos o estructuras corporales para reflejar las ondas sonoras emitidas por un transductor de ultrasonido. Está en relación con la reflexión del ultrasonido en el tejido. A mayor reflexión mayor ecogenicidad y, por lo tanto, mayor brillo, y a menor reflexión menor ecogenicidad y menor brillo.

Ecografía (echography, Ultrasonography): o ultrasonografía es un procedimiento imagenológico no invasivo que utiliza ultrasonido u ondas sonoras (mayor a 20.000 Hz) para crear una imagen de órganos del interior de nuestro cuerpo. No utiliza radiaciones x por lo tanto es un método inocuo.

Ecografía odontológica (oral ultrasonography): ultrasonografía diagnóstica propia del área buco-maxilo-facial que tiene muchos usos en odontología y es de fácil realización con un corto tiempo de exploración. Permite la valoración exacta de diferentes componentes del sistema estomatognático.

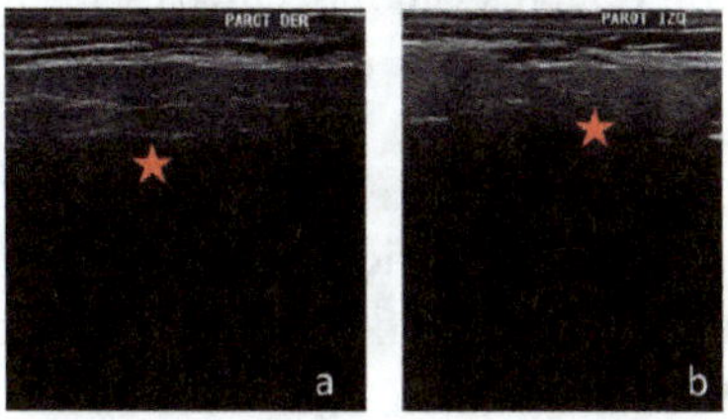

Ecografía de glándulas parótidas con ecogenicidad homogénea normal.

Ectodermo (ectoderm): una de las tres hojas embrionarias, origina epidermis, esmalte, tejido nervioso, ectomesénquima cefálico, etc.

Ectomesénquima (ectomesenchyme): mesénquima derivado de las crestas neurales, origina pulpa dentaria, dentina, cemento, hueso alveolar, ligamento periodontal, etc.

Efecto Joule (Joule effect): al pasar la corriente eléctrica por un conductor de alto peso atómico parte de la energía cinética de los electrones se transforma en calor. El movimiento de los electrones de la corriente eléctrica se convierte en calor al chocar con el material conductor. Fue descubierto en el año 1841 por James Prescott Joule.

Efecto Edison (Edison effect): o emisión termoiónica, cuando se lleva un conductor a la incandecencia en el vacío del mismo se desprenden y se mantienen alrededor electrones libres formando el vapor o nube de electrones. Se produce cuando el filamento del cátodo es llevado a incandescencia provocando la nube de electrones alrededor del filamento de tungsteno la cual será concentrada por la copa de enfoque de molibdeno.

Efecto Forest (Forest effect): al producirse una diferencia del potencial entre los electrodos, los electrones de la nube electrónica en el cátodo son atraídos al ánodo a gran velocidad.

Efectos deterministas (deterministic effects): aquellos en los que la gravedad del efecto y su frecuencia varían en función de la dosis y la relación dosis-efecto tiene un umbral (alteración de la forma hematopoyética, eritema, síndrome agudo de radiación). Son de manifestación temprana y ocurrencia accidental con altas dosis.

Efectos estocásticos (stochastic effects): la probabilidad de que se produzca el efecto es función de la dosis, la severidad del mismo es independiente de la dosis y no tienen umbral (efectos carcinogénicos y los hereditarios). constituyen aún con muy bajas dosis el riesgo radiológico en la práctica cotidiana. De manifestación tardía.

Eficacia diagnóstica (diagnostic efficacy): un procedimiento radiológico debe cumplir con seis niveles: eficacia técnica, eficacia de la precisión del diagnóstico, exactitud del diagnóstico, eficacia terapéutica, eficacia del resultado del paciente y eficacia social.

Electrón: es una partícula subatómica con carga eléctrica negativa. Se considera una partícula elemental ya que no tiene componentes o subestructura. Los electrones forman la corteza exterior alrededor del núcleo de un átomo. Está representado por el símbolo e^-. El flujo de electrones entre dos puntos genera corriente eléctrica.

Embriogénesis (embryogeny): complejo desarrollo de un embrión a partir del cigoto (stem cell, célula precursora totipotencial.

Eminencias (prominences): elevaciones que se observan en la cara oclusal de la corona y que corresponden a cúspides, tubérculos, crestas, aristas y vértice.

Encía (gingiva): parte de la mucosa oral masticatoria que recubre las apófisis alveolares y rodea la porción cervical de los dientes.

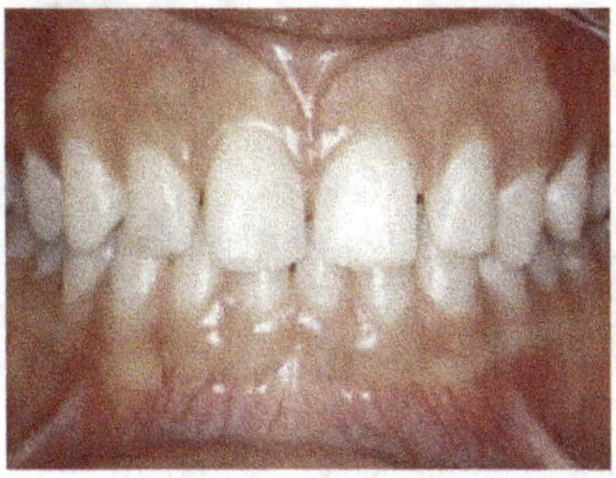

Encía sana.

Encía alveolar (alveolar gingiva): la encía que se continúa con la encía marginal hacia apical y se adhiere al hueso alveolar.

Encía marginal (marginal gingiva): parte de la encía no adherida al hueso alveolar; se extiende en sentido coronario desde el borde gingival hasta el surco marginal, surco que la separa de la encía alveolar y que se localiza a la altura del límite del esmalte con el cemento.

Endodermo (endoderm): una de las tres hojas embrionarias, origina los epitelios de intestino, bronquios, vejiga, etc.

Endodoncia (endodontia): especialidad de la Odontología que se ocupa de la estudio, diagnóstico, prevención y tratamiento de las patologías pulpares y las alteraciones perirradiculares asociadas.

Enostosis o endostosis: neoformación ósea endofítica localizada, benigna, de crecimiento limitado que se desarrolla en el hueso esponjoso desde las corticales óseas internas. Radiográficamente se presenta como una lesión hiperdensa muy compacta, con contornos nítidos y aspecto de islote óseo.

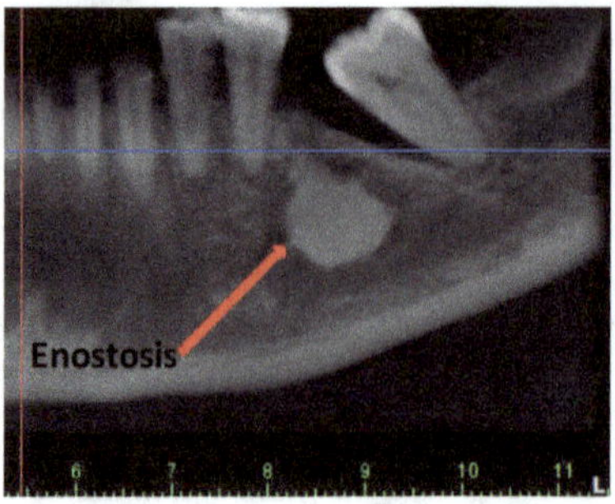

Tomografía computada. Corte panorámico. Enostosis.

Epitelio interno del órgano del esmalte (internal enamel epithelium): capa única de células, que varían de forma cuboidea a columnar y que se diferencian finalmente en ameloblastos secretores de esmalte. Está ubicado en la zona cóncava del órgano del esmalte en relación a la papila dentaria.

Epitelio reducido del esmalte (reduced enamel epithelium): vestigio del órgano del esmalte que se ubica en la superficie adamantina, a medida que el diente se aproxima a la cavidad oral en el proceso de erupción dentaria.

Epulis (épulis): tumor gingival de células granulosas.

Erosión (erosion): desmineralización del diente de origen químico.

Erupción dentaria (dental eruption): Proceso de desarrollo normal y fisiológico que comienza con la formación del diente en la trama ósea y lo moviliza desde esta posición de desarrollo intróseo hacia su posición funcional en la cavidad oral y la oclusión con su antagonista. Comprende una serie de movimientos complejos, cambios bioquímicos e histológicos y formación de nuevas estructuras. Se mantiene durante toda la vida funcional del diente.

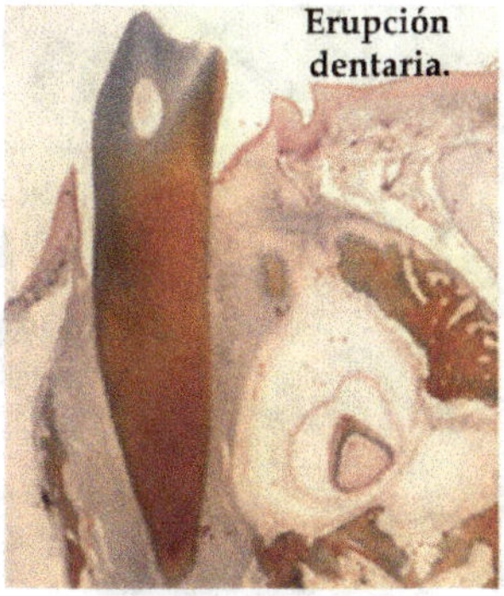

Erupción temprana (early eruption): erupción de dientes antes del plazo de tolerancia establecido en relación a la cronología normal.

Erupción retardada (delayed eruption): erupción de dientes después del plazo de tolerancia establecido en relación a la cronología normal.

Esmalte dentario (dental enamel): tejido acelular, avascular y aneural, altamente mineralizado y de extrema dureza, de origen ectodérmico que constituye la parte más externa de la corona del diente. Su componente mineral, cristales de hidroxiapatita, representa el 95% de su composición. Es el tejido mas radioopaco del organismo.

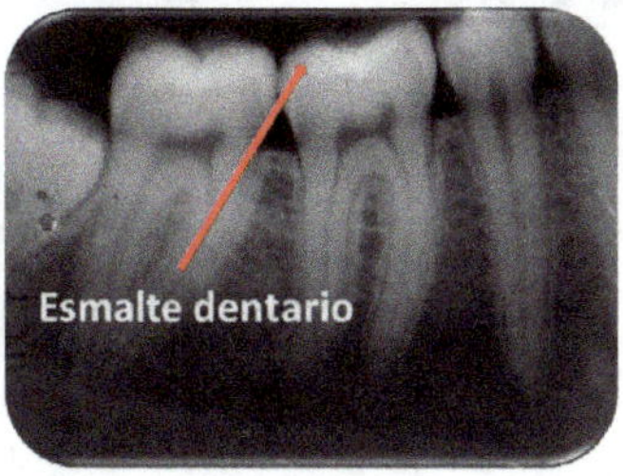

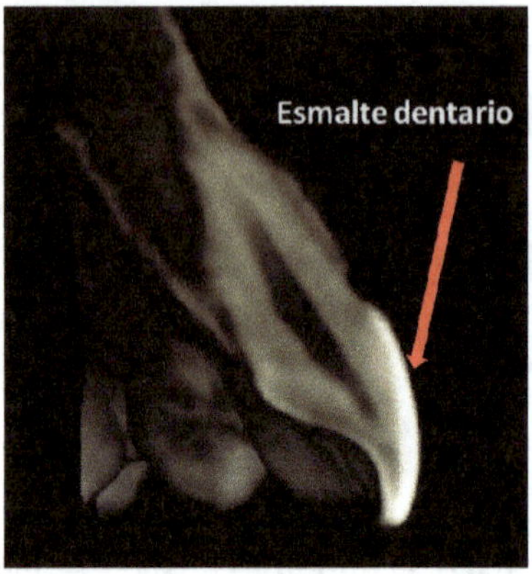

Esmalte aprismático (aprismatic enamel): zona de sustancia adamantina mineralizada que no se organiza en prismas; rodea toda la corona en los dientes deciduos y suele localizarse en la región cervical, superficie de las cúspides y fisuras de la dentición permanente.

Esmalte nudoso (gnarled enamel): estructura del esmalte producida por cambios en la dirección de los prismas que se encuentran en la zona de las cúspides. Aumenta la resistencia en lo lugares de mayor actividad masticatoria.

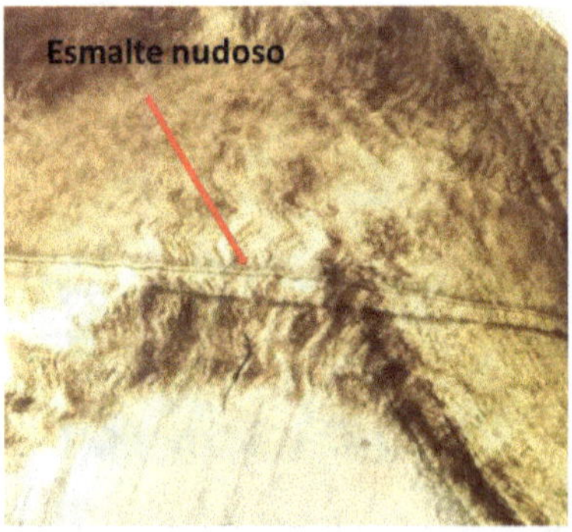

Diente por desgaste. Esmalte nudoso.

Esmalte prismático (prismatic enamel): tejido adamantino donde los cristales de hidroxiapatita se organizan formando estructuras denominadas prismas.

Espacio biológico (biological space): unidad funcional que comprende el tejido conectivo localizado sobre la cresta ósea alveolar y el epitelio de unión de la encía. Clínicamente se lo redfine como en espacio comprendido entre el borde marginal de la encía y la cresta ósea.

Espacio indiferenciado (undifferentiated space): matriz amorfa sin fibras organizadas localizada en la zona del foramen apical y que permite el paso del paquete vasculonervioso a la zona pulpar y ligamento periodontal.

Espacio interproximal (interproximal space): espacio delimitado por el punto de contacto de las superficies próximas de dos dientes y la papila dentaria.

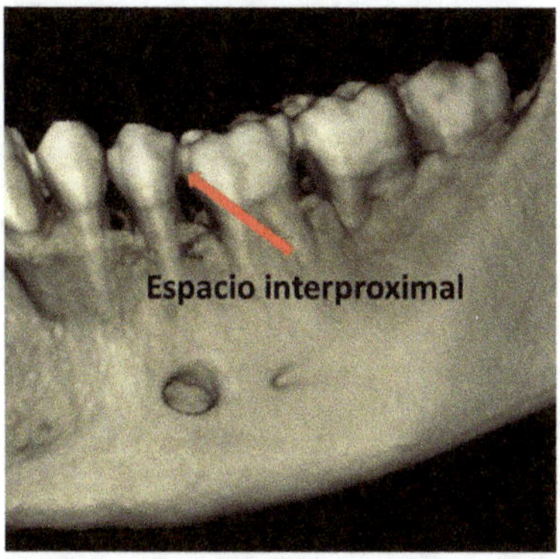

Espacio intersticial (interstitial space): espacio entre cada grupo de fibras periodontales que contiene una red de fibras finas, vasos y nervios.

Espacio periodontal (periodontal space): espacio hipodenso que ocupa el ligamento periodontal.

Espacio periosteocítico (periosteocytic space): espacio que queda entre el plasmalema del osteocito y la pared de las lagunas y canalículos, que contiene líquido extracelular.

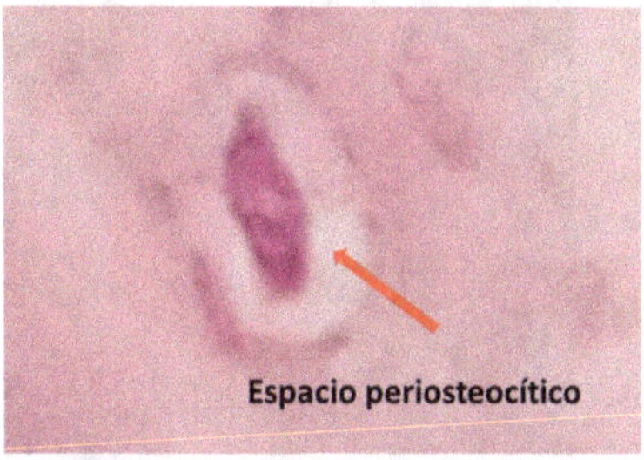

Tejido óseo por desmineralización, Osteocito. H/E.

Espectro electromagnético (electromagnetic spectrum): distribución energética del conjunto de longitudes de onda de todas las ondas electromagnéticas en un espectro que se extiende desde ondas de frecuencias muy elevadas y longitudes de onda pequeñas, hasta frecuencias muy bajas y longitudes de onda altas.

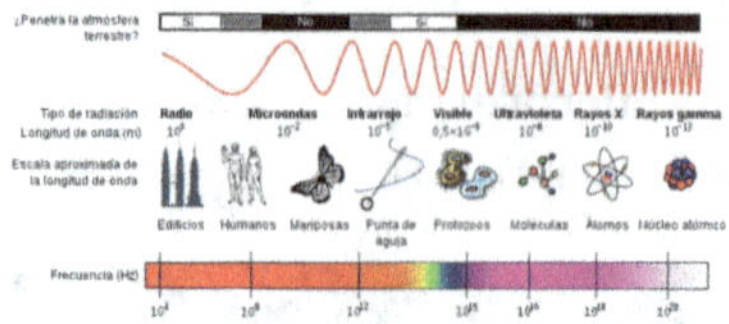

Espectro electromagnético.

Esponjosa (spongy): red tridimensional de trabéculas óseas que delimitan un sistema laberíntico de cavidades ocupadas por médula ósea.

Estomatología (stomatology): especialidad odontológica que trata del diagnóstico, tratamiento y prevención de las patologías del sistema estomatognático.

Estomodeo (stomodeum): invaginación revestida por ectodermo que formará la futura cavidad oral del embrión. Cavidad oral primitiva.

Estrías transversas oscuras (dark transverse striae): epónimo: bandas de Hunter Schreger; estructuras secundarias del esmalte dentario correspondientes a áreas del esmalte que muestran diferentes direcciones de los prismas observados en cortes longitudinales con luz incidente. En estos casos muestran bandas claras (parazonias) y oscuras (diazonias) que se corresponden con el curso desviado de los prismas del tercio interno del esmalte.

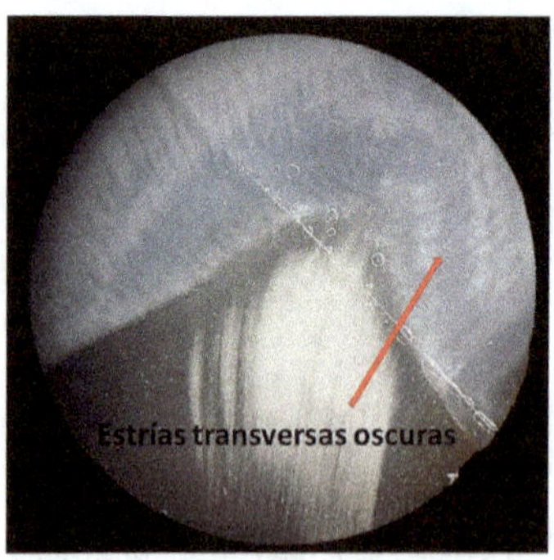

Etapa de diferenciación (differentiation phase): etapa en la que se diferencian dentinoblastos y ameloblastos alcanzando su máximo desarrollo.

Etapa de erupción intraósea (intraosseous eruption phase): etapa en la que se ha formado totalmente la corona y más de la mitad de la raíz. Los dientes se van desplazando hacia su posición funcional dentro del maxilar y la mandíbula.

Etapa de erupción postoclusal (postocclusal eruption phase): período de la erupción que comprende desde que el diente contacta con su antagonista hasta la pérdida dentaria por causas diversas. Comprende una serie de movimientos para compensar el desgate dentario oclusal y proximal.

Etapa de erupción preoclusal o funcional (preocclusal or functional eruption phase): etapa en la que una vez atravesada la mucosa, el diente aumenta considerablemente la velocidad de erupción, hasta contactar con su antagonista.

Etapa desmolítica (desmolitic phase): etapa en la que el epitelio reducido del esmalte contribuye a la atrofia del tejido conectivo adyacente, de manera tal que se pone en contacto y luego se fusiona con el epitelio oral.

Etapa de maduración (maturation phase): los ameloblastos altamente diferenciados van secretando la matriz de esmalte.

Etapa morfogénica (morphogenesis phase): serie de inducciones entre el órgano del esmalte y la papila dentaria que llevan a un crecimiento y diferenciación que establece la forma de la corona.

Etapa de penetración de la mucosa (stage of penetratrion of the mucosa): el diente en erupción ha atravesado totalmente el hueso y se encuentra frente a la mucosa oral. El epitelio dentario reducido se fusiona con el epitelio oral y finalmente la presión sobre el epitelio provoca una zona de isquemia, blanquecina que forma un ojal por donde emergerá el diente.

Etapa de protección (protection phase): el ameloblasto sufre modificaciones preparándose para la erupción y formación de la unión dentogingival.

Etapa de secreción (secretory phase): etapa en la que después del depósito de las primeras capas de dentina, las células del epitelio interno, ya ameloblastos, han cambiado su polaridad y comienzan a secretar matriz de esmalte.

Etapa preeruptiva (preeruptive phase): etapa que corresponde al período de desarrollo dentario intramaxilar e intramandibular. Los dientes realizan pequeños movimientos de giro y acomodación dentro de la cripta ósea en el interior de los huesos maxilares.

Exfoliación (shedding): pérdida dental fisiológica, lenta y natural de los dientes deciduos o temporarios los cuales sufren un proceso de resorción fisiológica normal.

Exodoncia (extraction): proceso quirúrgico de extirpación de un diente ya sea normalmente implantado o retenido. Extracción de un diente.

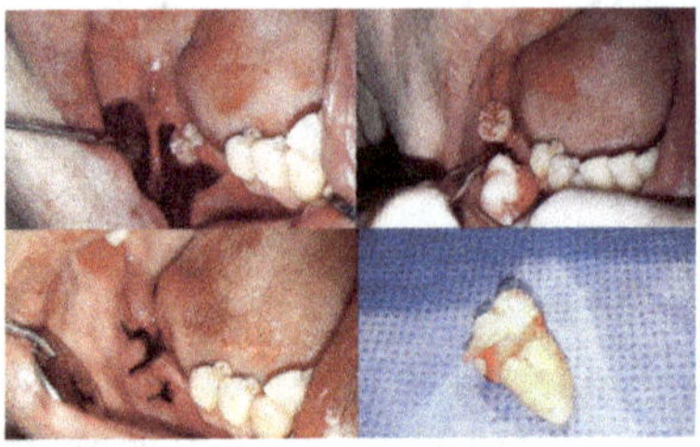

Exostosis: es un crecimiento anómalo de hueso denominado también hiperostosis. Consisten en protuberancias óseas benignas que deforman la superficie de un hueso, afectando frecuentemente al maxilar o la mandibular. Se ubican en la superficie vestibular del proceso alveolar. Son bilaterales.

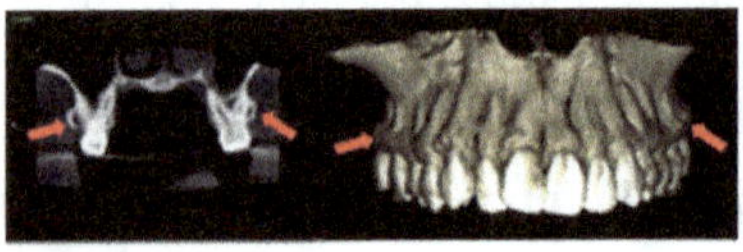

Tomografía computada Cone Beam. Corte coronal y renderizado 3D. Exostosis maxilar bilateral.

F

Factores de crecimiento (growth factors): factores de crecimiento son polipéptidos biológicos con actividad y funciones similares a las de las hormonas. Sus funciones se relacionan principalmente con el control de la proliferación y la diferenciación de las células. Como las proteínas morfogénicas óseas, factor de crecimiento derivado de las plaquetas, factor de crecimiento similar a la insulina, factor de crecimiento fibroblástico, etc.

Factor de crecimiento epitelial (epithelial growth factor): factor de acción mitógena para fibroblastos y queratinocitos. Actúa también estimulando la migración de los queratinocitos y la formación de tejido de granulación.

Fascículos del esmalte (fascicles´s enamel): epónimo: penachos de Linderer; estructuras del esmalte ubicadas en la unión amelodentinaria. Se traducen como fisuras vistas en diferentes planos., producidas por hipomineralización.

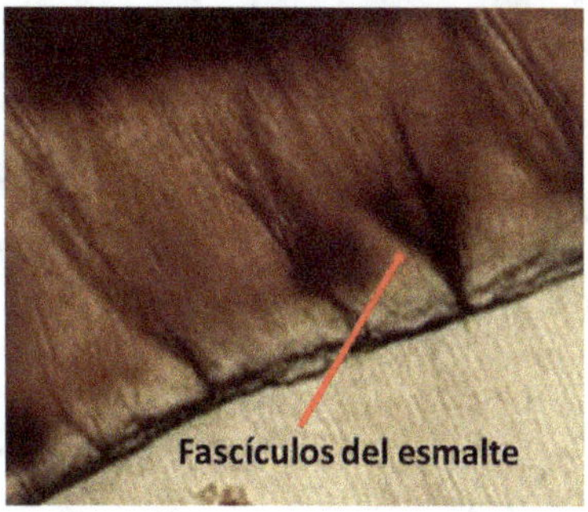

Feto (fetus): persona en desarrollo desde la 4° semana de vida intrauterina hasta el nacimiento.

Fibras alveologingivales (alveologingival fibers): fibras que unen la encía con la creta alveolar.

Fibras circulares (circular fibers): fibras colágenas de la encía que rodean al diente como un anillo.

Fibras de anclaje (anchorage fibers): fibras que refuerzan la unión del tejido conectivo con la capa densa de la lámina basal.

Fibras de elaunina (elaunin fibers): fibras elásticas del tejido conectivo que se corresponderían con una etapa de la elastogénesis.

Fibras de oxitalán (oxytalan fibers): fibras elásticas del tejido conectivo, inmaduras o en desarrollo.

Fibras del ligamento gingival (gingival ligament): ver aparato fibroso supraalveolar.

Fibras dentogingivales (dentogingival fibers): grupo de fibras colágenas de la encía alveolar que fijan la encía al cemento.

Fibras dentoperiósticas (dentoperiosteal fibers): fibras que se insertan en el cemento, en la misma zona que las dentogingivales, siguiendo desde allí un curso apical sobre el periostio de la cresta ósea vestibular y lingual terminando en el tejido conectivo gingival.

Fibras intercirculares (intercircular fibers): ancladas en el cemento de dientes adyacentes estabilizando los dientes en la arcada.

Fibras intergingivales (intergingival fibers): las que dan soporte a la encía alveolar.

Fibras perforantes (perforating fibers): fibras colágenas del periostio, ligamentos, tendones, ligamento periodontal, que penetran en el tejido óseo subyacente y se calcifican parcialmente.

Fibras periodontales principales (primary periodontal fibers): fibras colágenas perforantes de trayecto ondulado que se insertan en el hueso por un lado y en el cemento por el otro.

Fibras periodontales secundarias (secondary periodontal fibers): fibras colágenas sin orientación definida, probablemente fibras en formación que aún no se incorporaron a los manojos de fibras principales y parecen asociarse con las vías de irrigación e inervación.

Fibras periostiogingivales (periostiogingival fibers): se insertan en la encía alveolar desde el proceso alveolar. Dan soporte a la papila interdental.

Fibras semicirculares (semicircular fibers): grupo de fibras colágenas de la encía que se insertan en la superficie proximal del cemento por debajo de la unión amelocementaria y rodean al diente por vestibular o lingual para fijarse en la otra superficie interproximal del mismo.

Fibras transgingivales (transgingival fibers): grupo de fibras colágenas de la encía, que se insertan en la superficie proximal del diente y atraviesan en sentido diagonal el espacio interdental, rodean la superficie vestibular o lingual del diente vecino para de nuevo atravesar diagonalmente el espacio interdentario e insertarse en la superficie proximal del diente siguiente.

Fibras transeptales (transseptal fibers): grupo de fibras colágenas de la encía que se insertan en el cemento supraalveolar de dos dientes vecinos, en forma horizontal, actuando como un puente.

Fibroblastos (fibroblasts): células jóvenes con intensa actividad de síntesis que constituyen las verdaderas células del tejido conectivo.

Fibrocito (fibrocyte): célula menor que tiende a ser fusiforme y tiene menor número de prolongaciones que el fibroblasto, presenta núcleo más pequeño, alargado y oscuro. Cuando el fibroblasto disminuye su actividad, se lo denomina fibrocito

Fibroblastos periodontales (periodontal fibroblasts): células residentes estructural y ultraestructuralmente similares a otros fibroblastos, pero fenotípicamente preparados para producir nueva inserción periodontal cuando ésta se ha perdido.

Fibroma ameloblástico (ameloblastic fibroma): neoplasia benigna circunscripta localizada predominantemente sobre los molares no erupcionados en pacientes jóvenes. Consiste en ectomesénquima odontogénico que semeja la papila dental y lamina dental en la etapa de campana de la odontogénesis. No hay formación de tejidos duros. Si forma dentina displásica se denomina fibrodentinoma ameloblástico. Las lesiones suelen estar sobre un diente no erupcionado. Imagen hipodensa unilocular bien definida o multiloculares delimitadas por una cortical. Presenta alto grado de recidivas por extirpación insuficiente.

Fibroodontoma ameloblástico (ameloblastic fibroodontoma): tumor odontogénico benigno poco frecuente, con características generales de fibroma ameloblástico, pero con cantidades variables de tejido calcificado. Se encuentra habitualmente asociado a dientes retenidos y su incidencia es ligeramente mayor en la mandíbula. Radiográficamente es una lesión mixta hipodensa e hiperdensa grande unilocular bien circunscripta en ocasiones multiloculares. las áreas hipodensas suelen ser difusas y nodulares en forma de área grande única o como varios depósitos dispersos más pequeños.

Fibroma cemento-osificante (cemento ossyficant fibroma): tumor intraóseo benigno de los maxilares. Lesión expansiva, bien delimitada y encapsulada constituida por tejido fibroso celular que contiene calcificaciones esféricas y estructuras óseas irregulares orientadas al azar. Se origina de células multipotenciales del ligamento periodontal. En otros huesos distintos de los maxilares no se observan calcificaciones y se denomina fibroma osificante. Lesión uni o multilocular. En etapas tempranas es hipodensa. Cuando aumentan de tamaño aparecen cantidades mayores de zonas hiperdensas de forma irregular dentro del área hipodensa. En etapas maduras forman una lesión casi hiperdensa con estrecho borde hipodenso que lo separa del hueso normal.

Fibroma odontogénico (odontogenic fibroma): es una rara neoplasia benigna caracterizada por presentar tejido similar a epitelio odontogénico inactivo, con o sin evidencia de calcificación dentro de un estroma fibroso maduro. Tiene dos variantes: intraóseo o fibroma odontogénico central y extraóseo o fibroma odontogénico periférico. imagen hipodensa bien definida que puede ser unilocular o multilocular, con márgenes corticales siempre presentes.

Fibromucosa (fibromucosa): mucosa oral rosa pálido que reviste el paladar duro, muy firme y bien adherida a los planos profundos.

Fijación (fixation): paso del procesado químico a través del cual suma a la imagen real la calidad de permanente.

Fijador (fixative): reactivo químico que solubiliza las sales insolubles de sales haloides de plata que no fueron impresionadas por la radiación x o no reveladas por el revelador del procesado químico. Se presenta en polvo o como líquido concentrado para preparar o listo para usar.

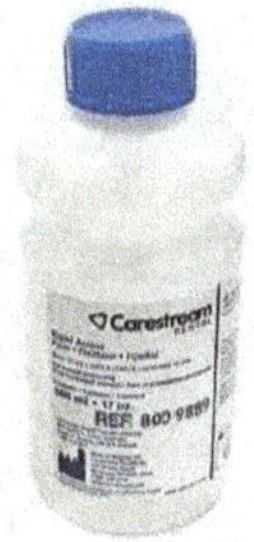

Líquido fijador concentrado marca Carestream.

Filtración agregada (added filtration): lámina de aluminio de 1 a 2 mm de espesor que se coloca a la salida del tubo generador de rayos x para disminuir la dosis nociva en la superficie del paciente y mejorar la calidad de la imagen.

Fisura palatina (cleft palate): anomalía congénita del paladar ocasionada por falta de fusión completa de las prominencias palatinas de los procesos maxilares, con comunicación a fosas nasales.

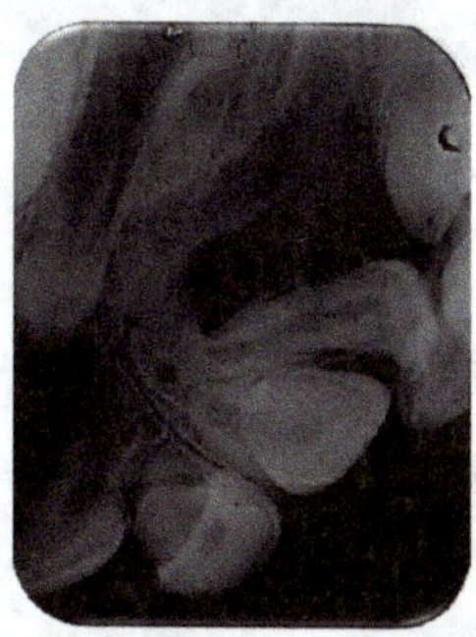

Radiografía periapical. Fisura palatina bilateral.

Fluorosis: hipomineralización del esmalte por efectos patógenos del consumo de flúor por largo tiempo.

Foramen apical (apical foramen): orificio en el ápice radicular que comunica la pulpa dentaria y periodonto de inserción por donde penetra el paquete vasculonervioso.

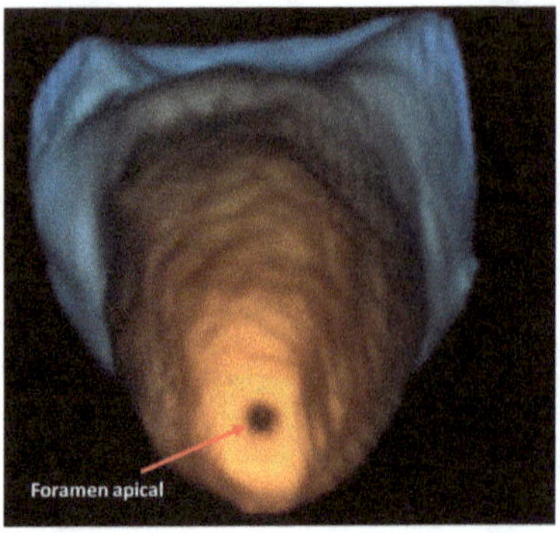

Foramen mandibular (mandibular foramen): orificio en la cara interna de la rama mandibular, por él penetra el paquete vasculonervioso alveolar inferior.

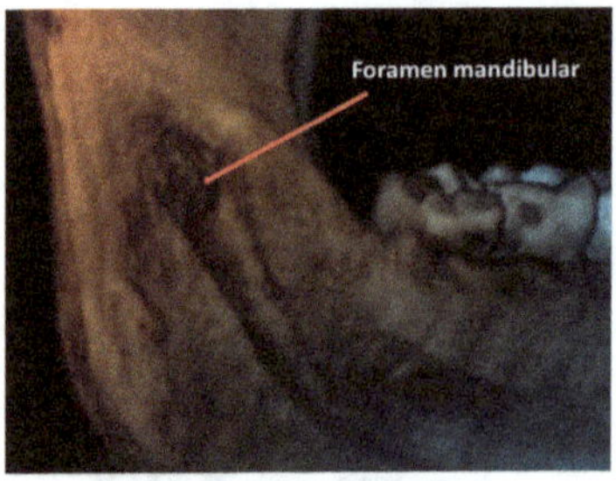

Tomografía computada cone beam. Foramen mandibular lado izquierdo.

Foramen mental o mentoniano (mental foramen): orificio en la cara externa del cuerpo mandibular, por él que emerge el paquete vasculonervioso metal.

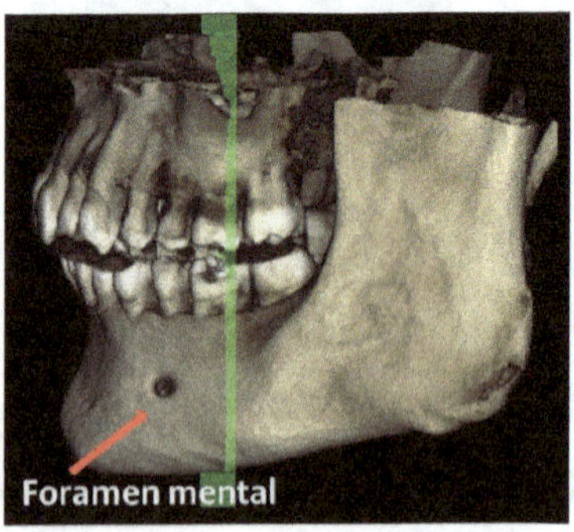

Foramen radicular accesorio (accesory root foramen): orificio accesorio ubicado cerca del ápice radicular.

Foramen palatino anterior (Incisive foramen): orificio en la parte anterior de la bóveda palatina por él emerge el paquete vasculonervioso esfenopalatino.

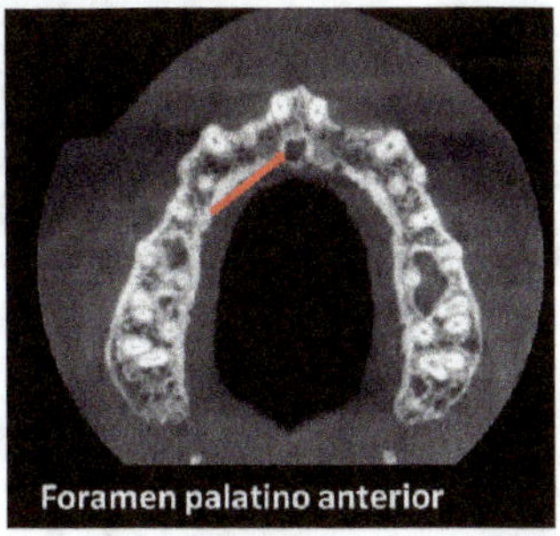

Foraminas (foramima): orificios accesorios en la raíz dentaria que comunican un conducto lateral, accesorio o los canalículos que forman el delta apical.

Fosa pterigopalatina (pterygopalatine fossa): depresión bilateral de forma piramidal, ubicada entre el proceso pterigoideo y la tuberosidad del maxilar. En su pared profunda se encuentra el foramen esfenopalatino que da paso a los nervios nasales y a la arteria esfenopalatina.

Fractura dentaria (tooth fracture): lesión adquirida que se caracteriza por la ruptura o solución de continuidad de los tejidos duros del diente dentarios causada por un traumatismo. Puede ser coronaria, radicular o coronoradicular. Según la dirección de la línea de fractura puede ser vertical, horizontal u oblicua.

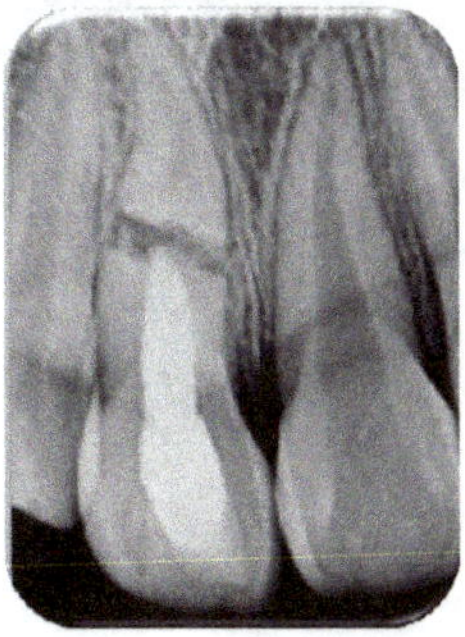

Fractura radicular en incisivo central superior derecho.

Fractura ósea (bone fracture): lesión adquirida que se caracteriza por la ruptura o solución de continuidad de los huesos.

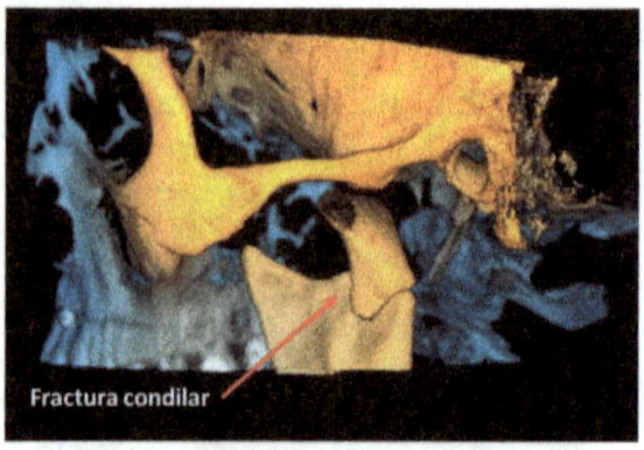

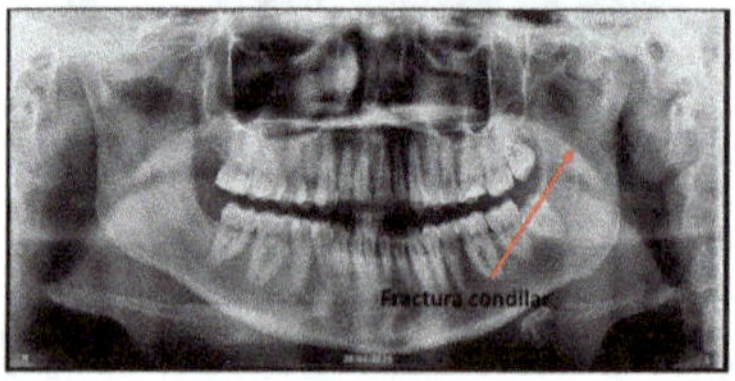

Frecuencia (frecuency): es la medida del número de ciclos o repeticiones de una onda por unidad de tiempo. A mayor frecuencia, menor es la longitud de onda y cuando la frecuencia es menor, mayor es la longitud de onda.

Fusión (fusion): anomalía del desarrollo dentario que se caracteriza por la unión de dos dientes o gérmenes dentarios de la serie normal en una única estructura, unidas por tejido dentinario. Se produce en el período folicular, preerupcional, entre dientes ue tienen cronología similar de formación y erupción.

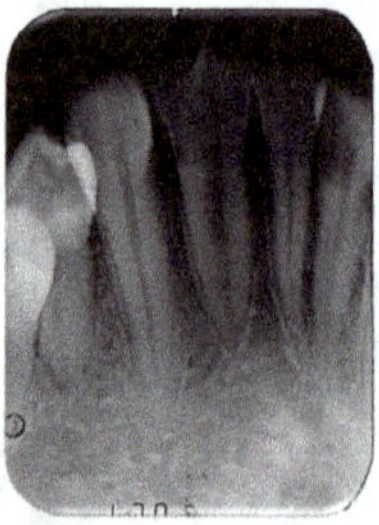

Fusión de Incisivo central y lateral mandibular.

G

Gadolinio (gadolinium): componente clave en los materiales o medios de contraste usados más comúnmente en los exámenes por resonancia magnética (RM) porque aumentan la detección de alteraciones, mejoran la caracterización tisular y permiten un diagnóstico diferencial más preciso

Gantry: cubo de dimensiones variables, por lo general de 1.80m de alto, 2 m de ancho y 1 m de profundidad. Tiene un orificio central por donde ingresa el paciente en una camilla. Contiene el tubo de Rayos X, detectores, sistema de refrigeración, guías laser, colimadores, comandos. Los modernos tomógrafos poseen gantries con movientos en los tres planos del espacio.

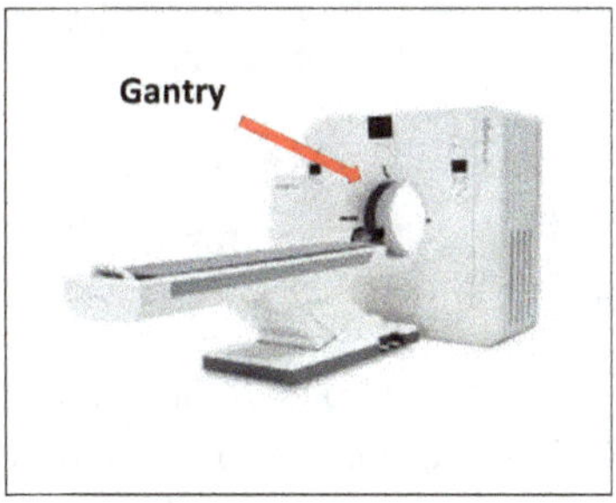

Tomógrafo computado multislice.

Geminación (gemination): anomalía intrafolicular del desarrollo dentario. Consiste en la división incompleta de una yema dentaria de la serie normal o supernumeraria con formación de una corona bífida.

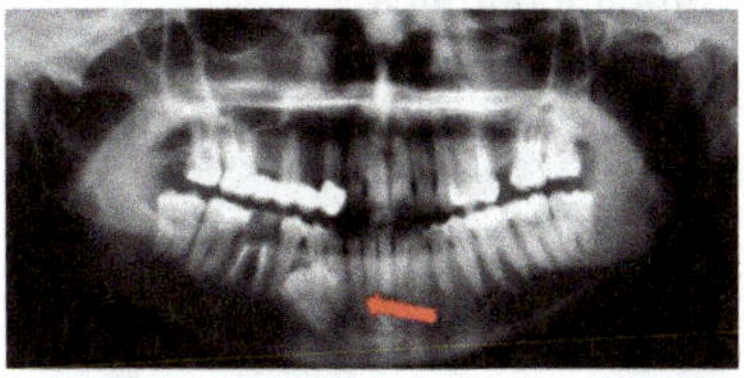

Diente supernumerario mandibular derecho en retención intraósea que presenta trigeminación.

Gérmen dentario (dental follicle): estructuras formadas por células en diferenciación que van a constituir los dientes. Las células se originan del ectodermo del primer arco faríngeo y del ectomesénquima de la cresta neural.

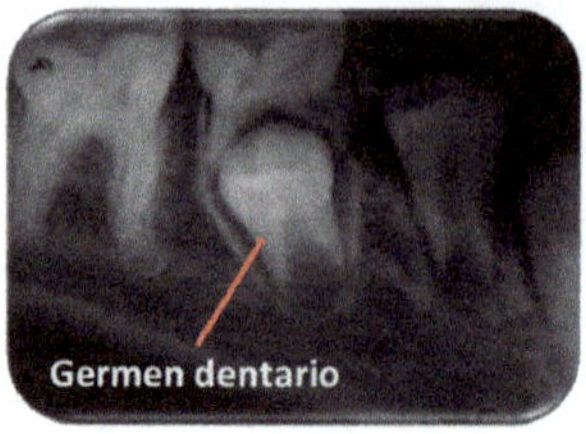

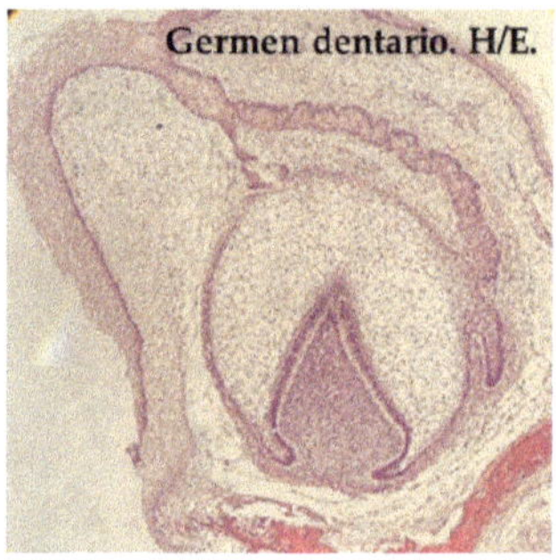

Gianuzzi Giuseppe Oronzo: fisiólogo y anatomista italiano que nació en Altamura en 1838 y murió en Siena en 1876. El premio Giuseppe Gianuzzi para el estudio sobre el sistema nervioso se instituyó en su honor. La semiluna serosa de los acinos mixtos lleva su nombre **(epónimo).**

Giesel Fritz Oskar (1852 –1927): profesor alemán de química y física, que colaboró con otto walkhoof para obtener la primera radiografía dental y ambos establecieron el primer laboratorio de radiología dental del mundo. Destacado por sus investigaciones en radioquímica.

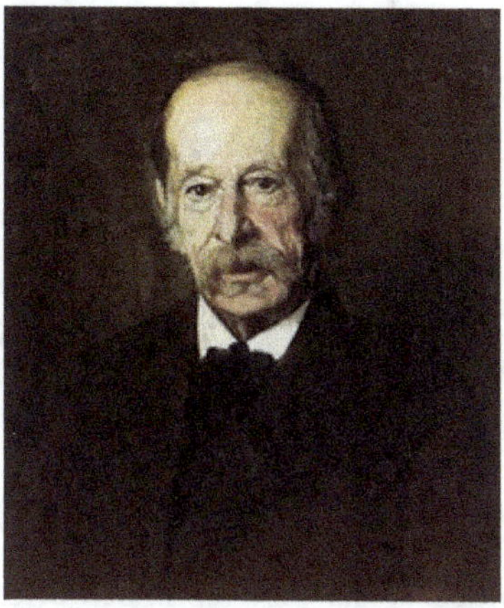

Giroversión (giroversion): anomalía de posición en la que el diente se presenta con rotación sobre su eje mayor.

Glándula mucosa (mucous gland): glándula que secreta mucus, un producto viscoso, lubricante, con proteoglucanos, glucoproteínas y agua. Las células de los acinos mucosos se denominan mucositos.

Glándula serosa (serous gland): glándula que secreta un líquido acuoso, rico en proteínas.

Glándulas salivales (salivary glands): glándulas de secreción externa constituidas por un parénquima y un estroma, cuyos conductos excretores se abren en la cavidad oral. El producto final de sus secreciones es la saliva. Se dividen en glándulas salivales mayores y menores.

Glándulas salivales mayores (major salivary glands: glándulas salivales principales. Parótida, submandibular y sublingual. Glándulas pares de localización extraoral que desembocan en la cavidad oral mediante conductos excretores de longitud variable.

Glándulas salivales menores (minor salivary glands): pequeñas y numerosas masas glandulares intraorales con sistemas de conductos de corta longitud, distribuidas en la mucosa y la submucosa de la cavidad oral. Según su ubicación se denominan glosopalatinas, palatinas, labiales, linguales y bucales.

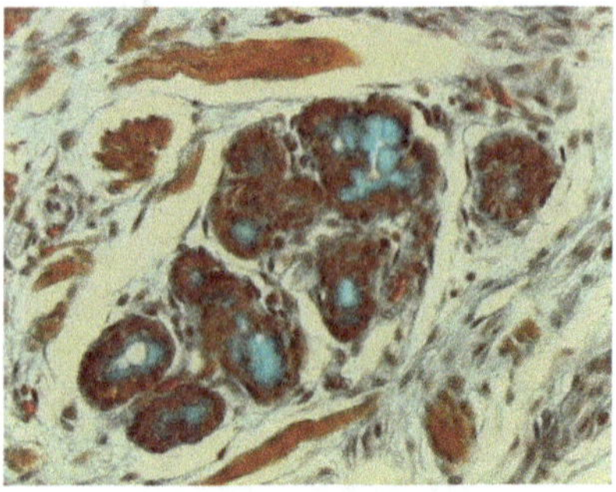

Glándulas linguales anteriores de feto. Tricrómico de Dane.

Gradación (gradation): capacidad para reproducir diferentes tonos de grises.

Granuloma central de células gigantes (central giant cell granuloma): lesión benigna intraósea casi exclusiva de los huesos maxilares, es destructiva caracterizada por la presencia de células gigantes multinucleadas en un fondo de tejido fibroso con fibrohistiocitos y eritrocitos. Se localiza en la parte anterior de la mandíbula y el maxilar. Radiográficamente presenta una imagen hipodensa relativamente grande con una línea de delimitación poco definida con respecto al hueso normal. Cuando es de gran tamaño expande las corticales y pueden perforarlas. Produce desplazamiento de dientes asociados y resorción radicular.

Guía de referencia (reference guide): concepto de buena práctica radiológica en el cual se pueden considerar las necesidades del paciente individual.

H

Haplodontismo (haplodontium): conoidismo generalizado.

Havers Clopton (1657 - 1702): médico anatomista inglés nacido en Stambourne. Se cree que fue el primero en describir los canales óseos de los osteones y las fibras perforantes.

Hemangioma intraóseo (intraosseous hemangioma): lesión intraósea neoplasia benigna de origen endotelial, poco frecuente que se presenta como una proliferación de vasos sanguíneos. El hemangioma central se localiza con mayor frecuencia en las vértebras y huesos del cráneo y con menor incidencia en la mandíbula y el maxilar superior. Radiográficamente se presenta como lesiones hipodensas redondeadas donde se encuentran trabeculas óseas que irradian desde el centro y producen loculaciones angulares o lesiones hipodensas similares a quistes.

Hidroxiapatita (hidroxiapatita): cristal perteneciente a la familia de las apatitas, formado por átomos de calcio, fósforo e hidrógeno. Presente en dientes y huesos, les confiere su dureza característica.

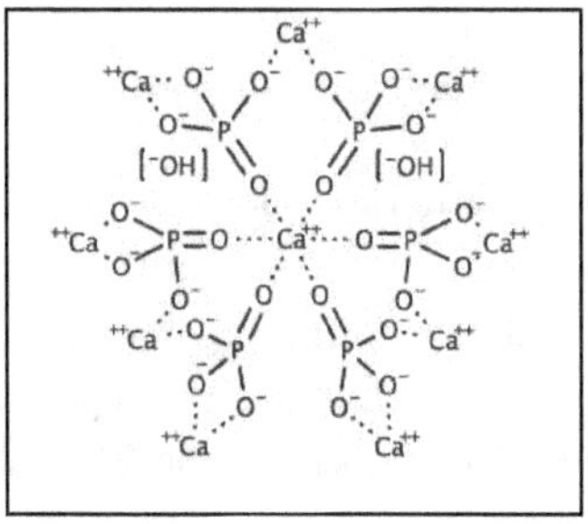

Estructura química de la hidroxiapatita

Highmore Nathanael (1613-1685): nació en Fordingbridge, Hampshire. pionero del estudio de la anatomía y la embriología, fue quien realizó la primera descripción científica del seno maxilar en su obra "Corporis Humani Disquisitio Anatómica" en el año 1651. El seno maxilar ahora lleva su nombre (antro de Highmore).

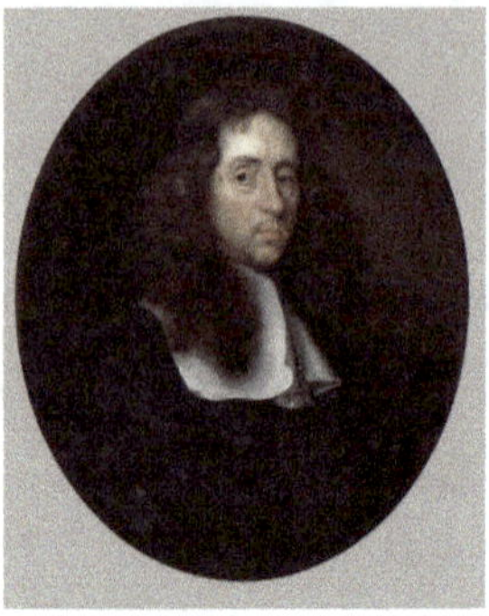

Hipercementosis (hypercementosis): patología de la raíz dentaria caracterizada por un depósito excesivo de cemento radicular.

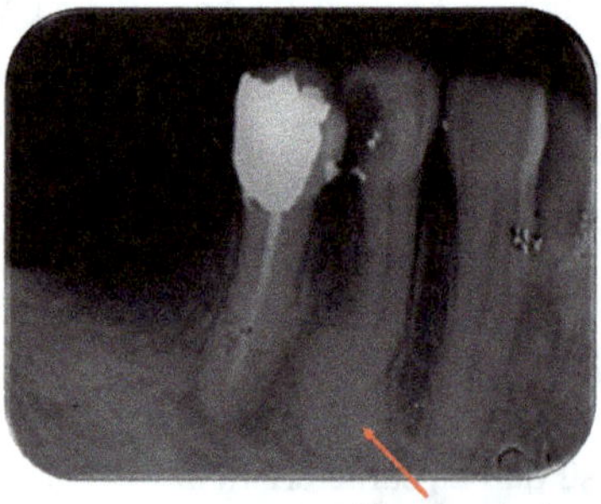

Hipercementosis del primer premolar mandibular

Hiperodoncia (hyperodontia): Hiperplasia de la dentición, anomalía dentaria caracterizada por un aumento en el número de gérmenes dentarios que se traduce en la aparición de dientes supernumerarios. La hiperodoncia puede estar asociada a síndromes genéticos. Los dientes supernumerarios se clasifican de varias formas de acuerdo a forma, localización, etc.

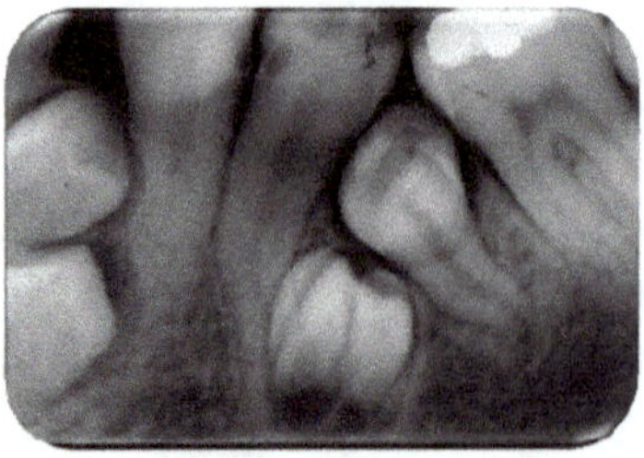

Dientes supernumerarios en el sector posterior de la mandíbula.

Hiperplasia (hyperplasia): aumento de la masa total del tejido debido al aumento en el número de sus células.

Hipertrofia (hypertrophia): aumento de la masa total del tejido debido al aumento del tamaño o volumen de sus células

Hipodoncia (hypodontia): ausencia de hasta 5 dientes. En general los últimos de cada grupo dentario. (Incisivo lateral, 2° premolar, 3° molar).

Hipoplasia del esmalte (enamel hipoplasia): o hipoplasia adamantina, es la formación defectuosa o incompleta del esmalte que se produce durante la amelogénesis; las etapas afectadas son la histodiferenciación y aposición. Puede ser hereditaria o adquirida. Afecta solamente el esmalte; la dentina y pulpa permanecen intactas. Puede observándose como pequeñas manchas blancas u opacas, pequeñas fosas y manchas marrones.

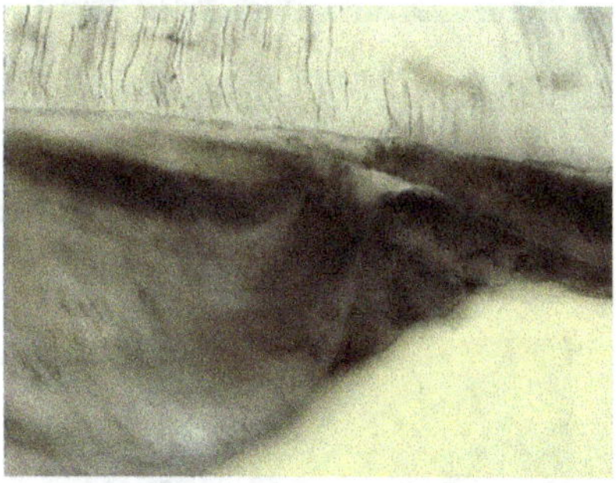

Hipoplasia del esmalte. Diente por desgaste.

Histogénesis (histogenesis): formación de los tejidos a partir de una célula no diferenciada de una hoja embrionaria hasta la diferenciación de un tejido.

Histología dentaria (dental histology): rama de la Histología que estudia la estructura y ultraestructura de los dientes.

Hojas embrionarias (embryonic layers): las hojas del desarrollo embrionario que originan todos los tejidos del cuerpo. Son el endodermo, mesodermo y ectodermo.

Homeobox: parte del genoma humano que codifica la información para la formación de los dientes. Dentro del Homeobox se han identificado genes Dlx1, Dlx2 y Barx1 que determinan la morfología dentaria; y genes Shh (Sonic

Hedgehog) que dirigen la posición específica de cada diente dentro de los huesos maxilar y mandíbula.

Howship John (1781-1841): médico cirujano inglés que pone de manifiesto una cavidad entre la pared del osteoclasto y el hueso sobre el que está fijado.

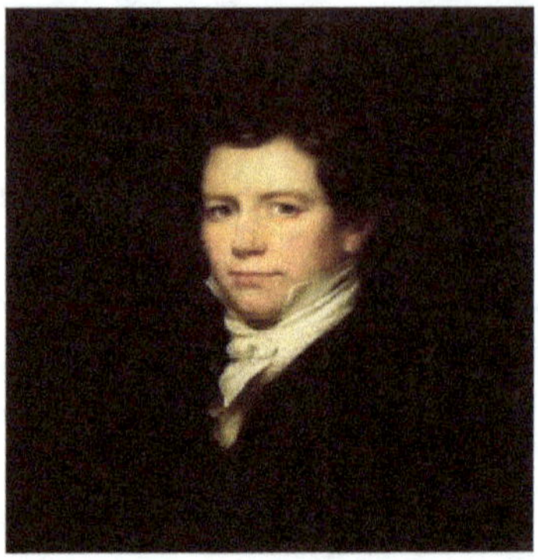

Hueso (bone): órgano del sistema esquelético caracterizado por su consistencia dura, flexibilidad y resistencia. Está compuesto de tejido óseo, tejido cartilaginoso, tejido adiposo, tejido hematopoyético, periostio, endostio, vasos sanguíneos y nervios.

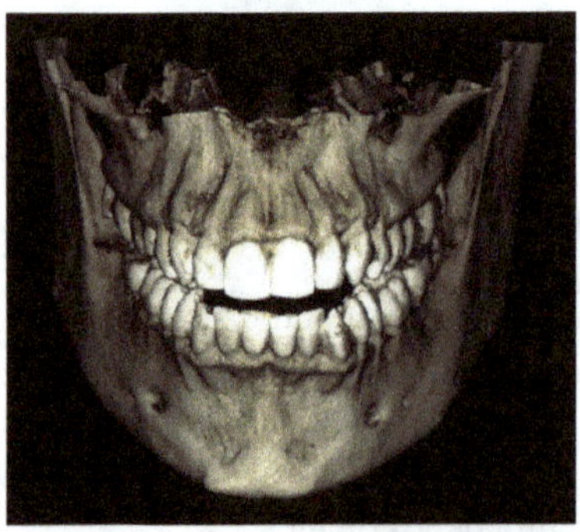

Hueso maxilar y mandibular. Renderizado 3D. TC.

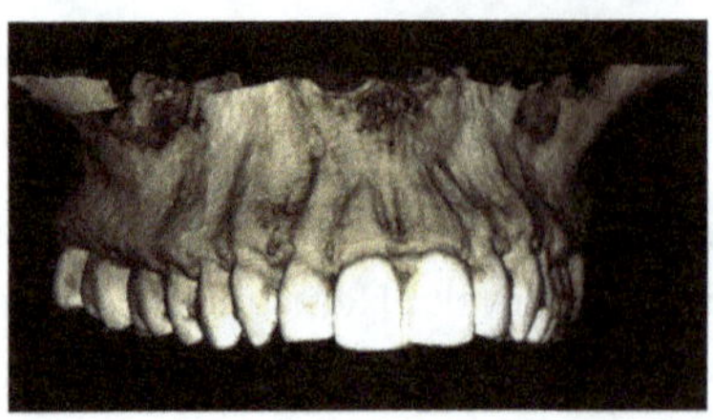

Hueso maxilar. Renderizado 3D. TC.

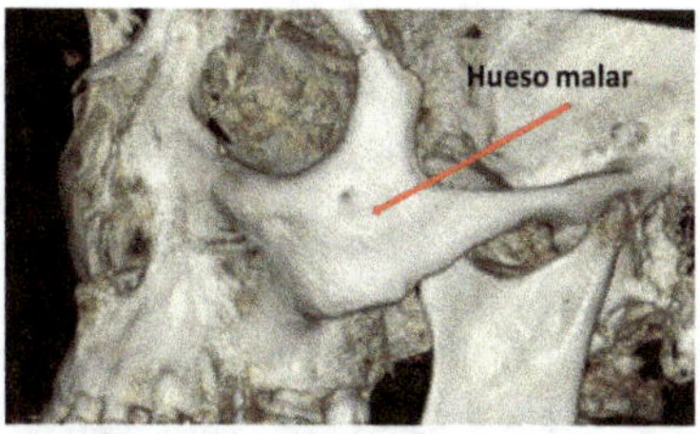

Hueso malar. Renderizado 3D. TC

Hueso alveolar (alveolar bone): parte del hueso maxilar y mandíbular que contiene los procesos alveolares y los dientes.

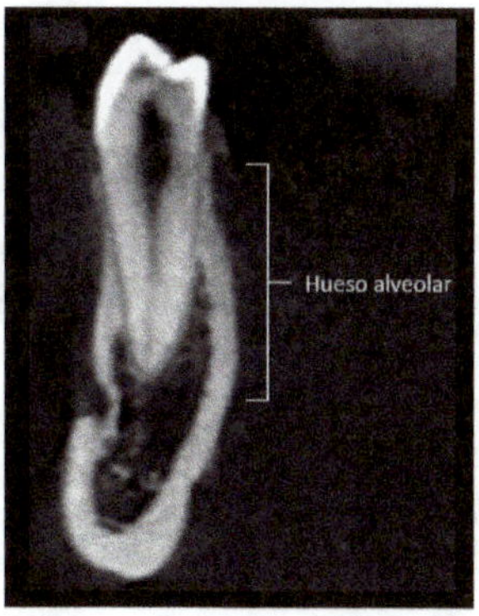

Hueso compacto (compact bone): hueso de aspecto macizo y contínuo. Presenta sistemas laminares (osteones, sistemas circunferenciales externo e interno, sistemas intersticiales).

Hueso de soporte (support bone): el hueso que sostiene al hueso alveolar, y que forma la placa cortical que cubre al hueso mandibular.

Hueso esponjoso (trabecular bone): hueso poroso a simple vista, formado por espículas y trabéculas óseas, sin osteones.

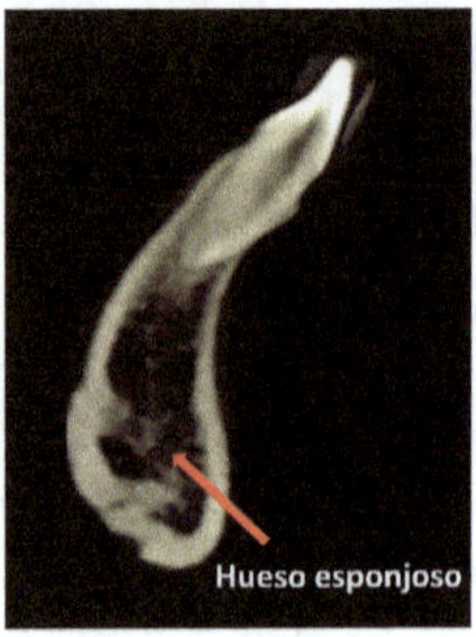

Hueso interradicular (interradicular bone): el formado entre las raíces de los dientes multirradiculares.

Hueso membranoso (membranous bone): hueso que surge por un proceso de osificación membranosa.

Hueso endocondral (endochondral bone): hueso que surge por un proceso de osificación endocondral.

Husos del esmalte (enamel spindles): estructuras en forma de clavas dejadas por los procesos dentinoblásticos que penetran desde la dentina al esmalte.

I

Imagen digital (digital image): imagen obtenida por métodos digitales.

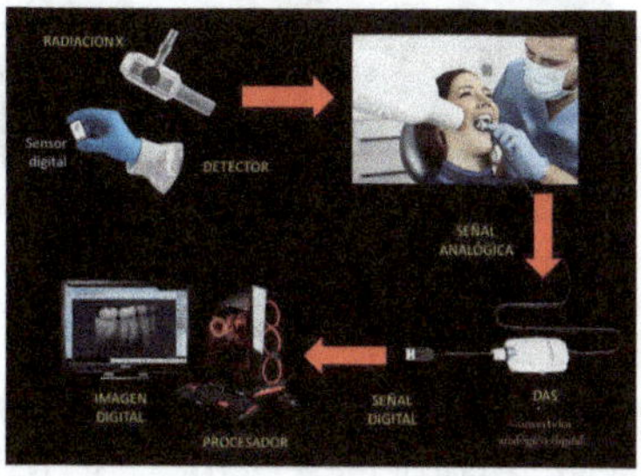

Proceso de formación de imagen digital intraoral.

Imagen digital bidimensional (two-dimensional digital image): imagen constituída por un matríz de pequeños elementos denominados pixeles que se distribuyen en filas y columnas.

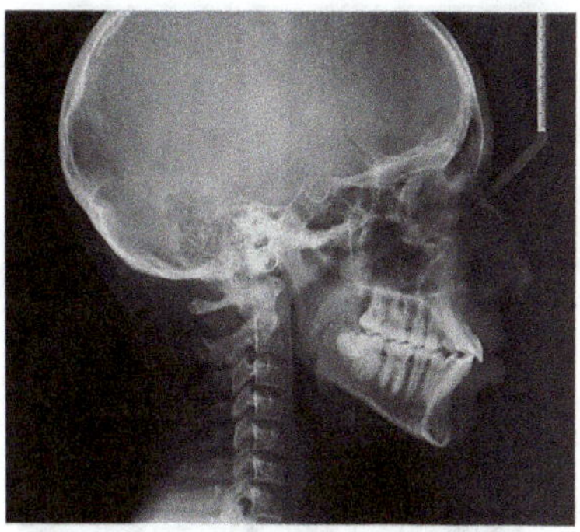

Imagen digital bidimensional. Telerradiografía cefalométrica de perfil.

Imagen digital tridimensional (three-dimensional digital image): imagen constituída por un matríz tridimendional de pequeños elementos denominados voxeles.

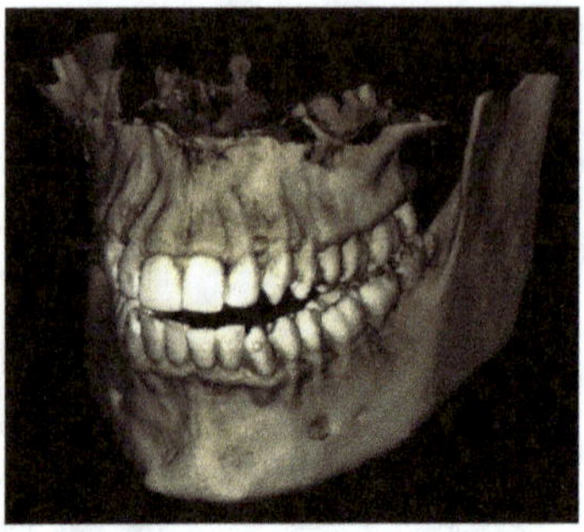

Imagen digital tridimensional de maxilar y mandíbula.

Imán superconductor: imán constituído por muchas bobinas de alambre a través de las cuales pasa una gran corriente eléctrica. Se reduce la resistencia en los cables a casi cero bañandolos continuamente en helio líquido a -269,1° C.

Implante dental (dental implant): dispositivo inerte colocado quirúrgicamente en los huesos maxilares con el objetivo de servir como pilar protético (prótesis fija o removible).

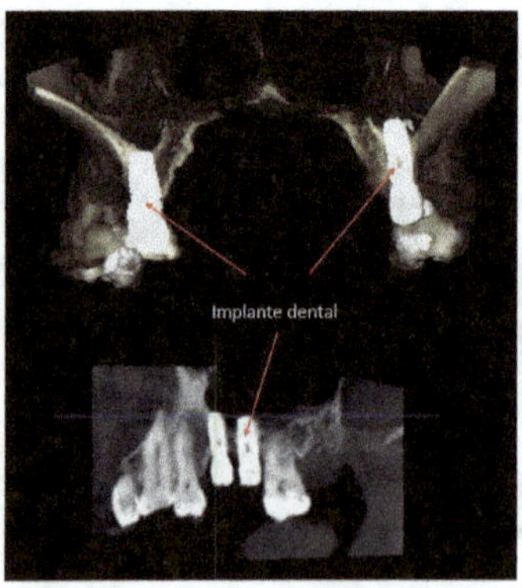

Imagen Hiperdensa (hyperdense image): imagen clara en tomografía computada.

Imagen Hiperintensa (hyperintense image): imagen clara en resonancia margnética.

Imagen Hipodensa (hypodense image): imagen oscura en tomografía computada.

Imagen Hipointensa (hypointense image): imagen oscura en resonancia margnética

Imagen Radioopaca (radioopaque image): imagen clara en radiología.

Imagen Radiolúcida (radiolucent image): imagen oscura en radiología.

Imagen Radiológica dental (dental imaging): Imagen radiológica de los dientes y estructuras de sostén obtenida con el empleo de radiación x y un receptor de imagen.

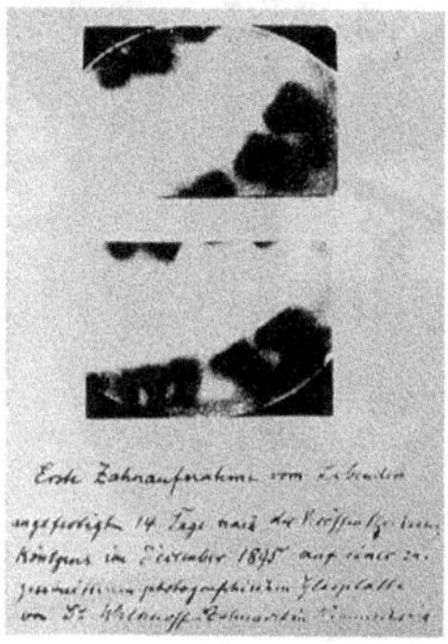

Primera radiografía dental en odontología.

Incisivos (incisors): grupo de ocho dientes anteriores, unirradiculares con una corona con borde cortante o incisal.

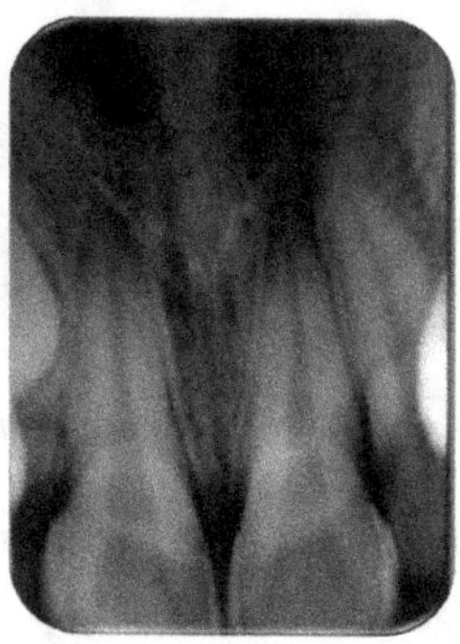

Incisivos centrales superiores. Imagen periapical

Indice de Demirjian (Demirjian index): estudio radiográfico del desarrollo de dientes permanentes, estableciendo la edad dentaria del paciente. Este método permite correlacionar la edad de desarrollo de los dientes con la edad cronológica del paciente.

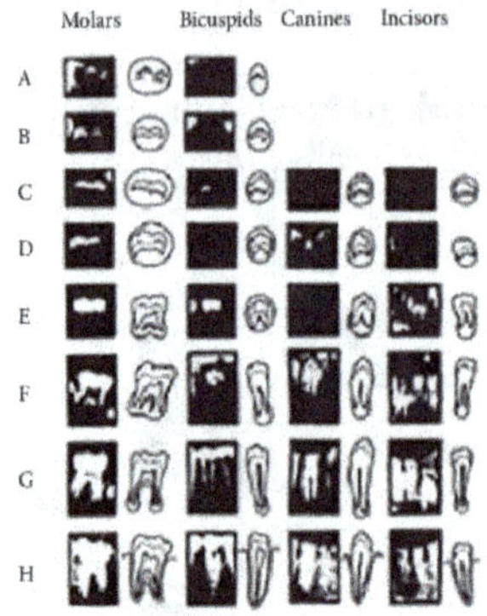

Estadios de maduración dentaria según Dermijian.

Inflamación (inflammation): reacción ante agentes lesivos que ocurre en el tejido conectivo vascularizado y que consta de respuestas vasculares, migración y activación de leucocitos y reacciones sistémicas.

Informática (informatique): ciencia y tecnología de los ordenadores. En informática la información esta representada mediante un sistema de numeración o código binario.

Sistema de numeración binario o código binario.

Intensidad de corriente eléctrica (electric current intensity): magnitud de corriente eléctrica. La intensidad de la corriente es el caudal o la cantidad de corriente o carga que pasa por un conductor por unidad de tiempo. En el Sistema Internacional la unidad de intensidad de la corriente eléctrica es el Amperio (A) y se expresa en culombios por segundo (C/s).

Isótopo (isotope): átomos de un mismo elemento cuyos núcleos tienen igual número atómico, número de protones, y una cantidad diferente de neutrones por lo que su número másico es diferente. En general los elementos químicos tienen más de un isótopo.

Isótopo radiactivo (radioisotope): o radioisótopos poseen un núcleo atómico inestable y emiten energía y partículas cuando se transforman en un isótopo diferente más estable. La energía puede ser liberada principalmente en forma de radiación alfa, beta o gama. Se utilizan en medicina nuclear.

Istmo de las fauces (fauces isthmus): orificio ubicado en la parte oral de la faringe, se extiende desde el velo del paladar hasta el borde superior de la epiglotis. Se caracteriza por presentar el anillo linfoide. Se comunica hacia adelante con la cavidad oral.

J

Jaula de Faraday (Faraday cage): recinto metálico de alumínio, cobre o acero que se construye en torno a los sistemas de resonancia magnética para proteger al imán de perturbaciones eléctricas, electromagnéticas y de radiofrecuencia, asegurando su buen funcionamiento y la formación de una imagen de calidad.

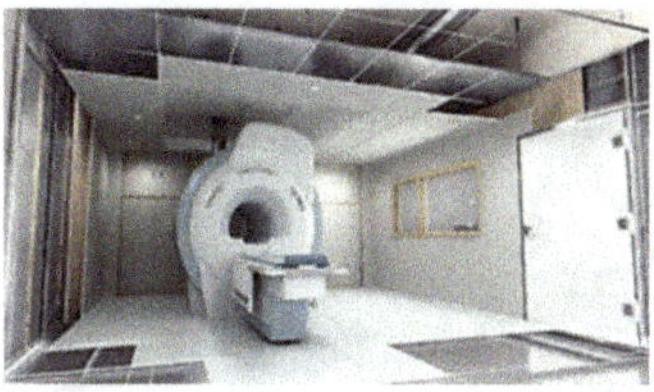

Jaula de Faraday de un sistema de resonancia magnética.

Joule James Prescott (1818 - 1889): físico británico nacido en Salford, Reino Unido conocido por sus investigaciones en termodinámica. En su honor la unidad de la energía en el sistema internacional recibe el nombre de Joule.

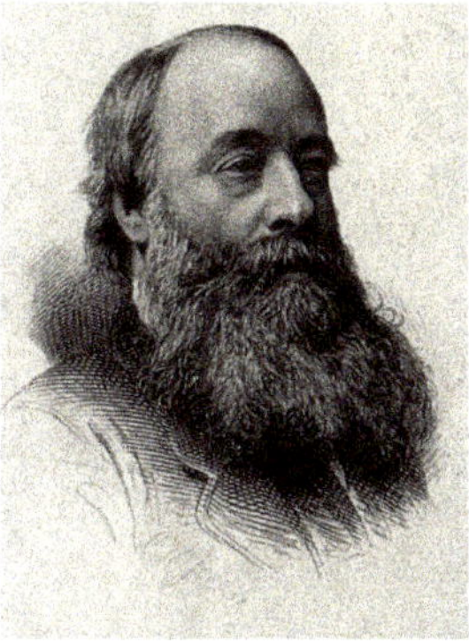

Justificación de la práctica radiológica (radiologic procedure justification): principio de protección radiológica por el cual la exposición a la radiación debe ser mas beneficiosa que perjudicial, debe resultar en un beneficio individual o social suficiente para compensar el perjuicio que causa.

K

Ka, e: kerma en la superficie de entrada. Se mide en mGy.

Ka, i: kerma en aire incidente. Se mide en mGy.

Ka, r: kerma en aire incidente en paciente en el punto de referencia. Se mide en mGy.

Kells Charles Edmund (1856–1928): Nació en New Orleans, Louisiana, EEUU. Fue un cirujano dentista e inventor norteamericano y es considerado el padre de la Radiología dental. Fue primero en efectuar una radiografiía dental intraoral en Estados Unidos y diseñó el primer soporte intraoral para película de rayos X.

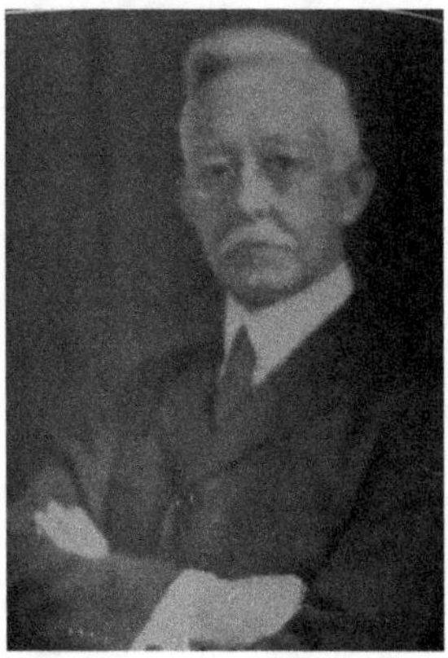

Kiloelectronvolt: es una unidad de energía de radiación aceptada por el sistema internacional de unidades.

Kilovoltaje (kilovoltage): Diferencia de potencial aplicada al cátodo y al ánodo en un tubo coolidge. Constituye la fuerza con la que los electrones originados en el cátodo van a ser acelerados contra el ánodo para generar fotones de radiación x. Representa la calidad de la radiación x (poder de penetración).

Kilovoltio (kilovolt): Unidad de kilovoltaje. Representa 10^3 voltios.

L

Labios (lips): rebordes externos de la boca; límite anterior de la cavidad oral.

Labio hendido (cleft lip): anomalía congénita de labio superior consecuencia de la falta de fusión de las prominencias maxilares y las nasales medias.

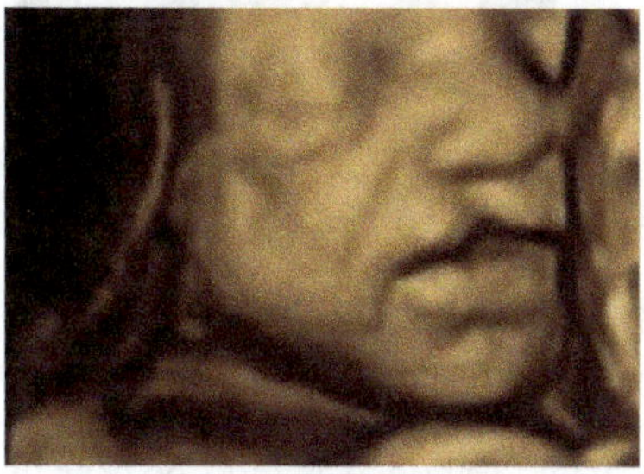

Labio hendido. Ecografía.

Lagunas del osteocito (osteocyte lacunae): cavidades elipsoidales en la matriz ósea que alojan los cuerpos de los osteocitos.

Lagunas de resorción (resorption lacunae): epónimo: laguna de Howship. Cavidades de la matriz ósea excavadas por acción de la resorción osteoclástica. En general presentan una típica forma en sacabocados.

Lámina dental (dental lamina): proliferación de células a partir de la banda epitelial primaria o de la capa basal del ectodermo que recubre el estomodeo.

Lámina vestibular (vestibular lamina): proliferación de células que da lugar a la formación del surco vestibular y que separa los labios de las mejillas.

Laminillas del cemento (cementum lamellae): capas de cemento mineralizado, separadas entre sí por las líneas incrementales, que indican su formación rítmica.

Laminillas del esmalte (enamel lamellae): estructuras de forma lineal, a veces serpenteantes y con ramificaciones, que responden a un defecto en la formación del esmalte. Se forman por la mineralización incompleta de grupos de prismas o por la aparición de grietas en el esmalte durante el desarrollo o después de la erupción. Poseen diferentes patrones de morfología y distribución clasificándose en laminillas de tipo A, B y C.

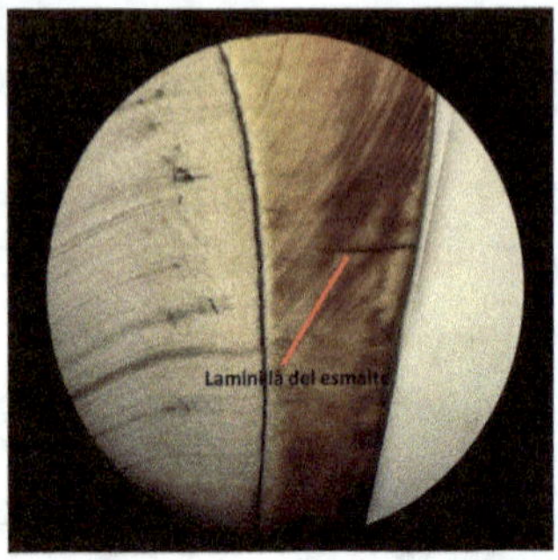

Laminillas óseas (bone lamellae): capas de matriz ósea mineralizada, superpuestas unas a otras, propias del tejido óseo laminar maduro.

Langherhans, Paul: médico alemán nacido en Berlín en 1847 y fallecido en 1888. Investigó sobre el sistema macrofágico y descubrió que **las células de Langerhans –epónimo-** (actualmente células dendríticas) son células inmunocompetentes que tienen un papel muy importante en muchas enfermedades de la piel; descubrió además los islotes pancreáticos **(epónimo: islotes de Langerhans)**, ignorando la función de las células de dichas estructuras.

Lengua (tongue): órgano que actúa facilitando el movimiento de los alimentos durante la masticación y contribuyendo en la deglución. Participa en otras funciones como el habla y el gusto. Organo principalmente muscular, componente del sistema estomatognático, ocupa el piso de la boca.

Lesión monostótica (monostotic lession): afecta un solo hueso.

Lesión poliostótica (polimonostotic lessions): afecta múltiples huesos, a veces acompañada de anormalidades endocrinas.

Lesiones periapicales (periapical lessions): lesiones que se desarrollan en el 1/3 apical de la raíz dentaria y en la zona del hueso circundante.

Ley de Ohm (Ohm´s law): ley básica de los circuitos eléctricos postulada por el físico y matemático alemán Georg Simon Ohm. Sostiene que la tensión eléctrica aplicada en medio de los extremos de un conductor es proporcional a la intensidad de la corriente que fluye por el mismo.

Ligamento periodontal (periodontal ligament): tejido conectivo denso regular que mantiene al diente dentro de su alveólo.

Ligamentos (ligaments): bandas de tejido conectivo fibroso colágeno con fibras elásticas, que refuerzan las cápsulas articulares y mantienen los huesos en posición anatómica correcta.

Ligamento articular (articular ligament): capsula articular o envoltura fibrosa que rodea la articulación temporomandibular (ATM). Su función es unir y estabilizar el movimiento de la ATM manteniendo su individualidad funcional, retiene el líquido sinovial y se opone a toda fuerza que tienda a separar o luxar las superficies articulares.

Ligamentos colaterales (collateral ligament): Ligamentos intrínsecos de la ATM, fijan los margens lateral y medial del disco articular a los polos del cóndilo. Se insertan en los polos condilares lateral y medial y en el disco articular. no son distensibles y están vascularizados e inervados, con propiocepción informativa de la posición condilar y de sus movimientos.

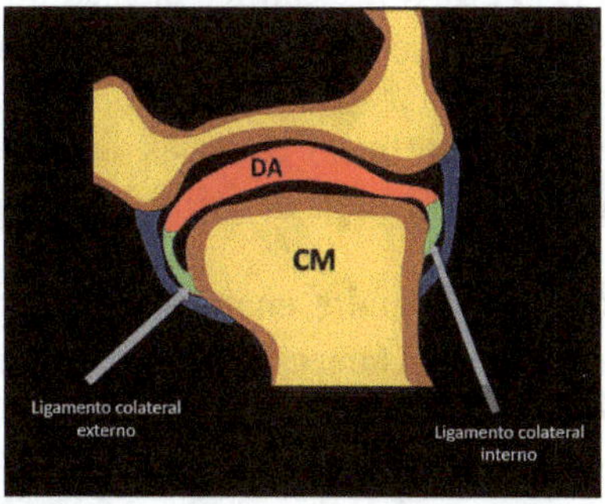

Ligamento esfenomandibular (sphenomandibular ligament): ligamento extrínseco de la ATM que se extiende desde la espina del esfenoides a la língula mandibular.

Ligamento estilomandibular (stylomandibular ligament): ligamento extrínseco de la ATM que se extiende desde la apófisis estiloides hasta la porción inferior del borde posterior de la mandíbula.

Ligamento temporomandibular (temporomandibular ligament): ligamento intrínseco de la ATM que se inserta en la superficie externa del tubérculo cigomático y la cara posterior del cuello del cóndilo. Sus fibras presentan dos orientaciones: una horizontal, profunda que limita el movimiento posterior del cóndilo y otra oblicua, externa que limita la amplitud de apertura bucal en el movimiento de rotación pura.

Límites de dosis (dose limits): principio de protección radiológica por el cual la dosis a las personas en situaciones de exposición planificada no debe exceder los límites apropiados recomendados.

Líneas de referencia (reference lines): Líneas que representan los cortes tomográficos.

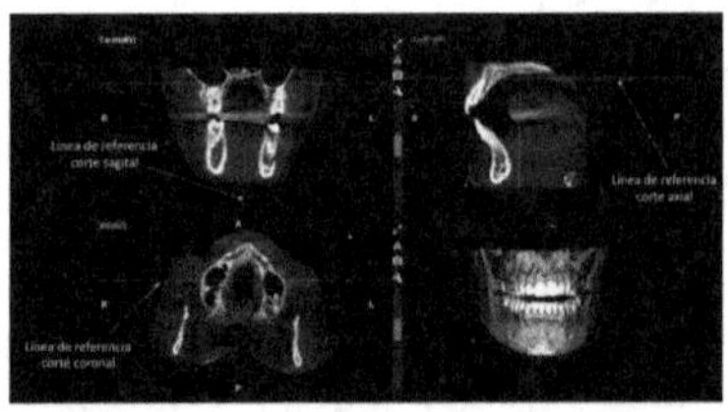

Líneas de referencias de los cortes axiales, coronales y sagitales

Linderer C. Joseph (1771-1840): científico alemán que en 1807 clasificó por primera vez las posiciones en que se podían mover los dientes.

Líneas cementantes (cement lines): láminas delgadas donde se identifican proteoglucanos; separan cada laminilla del tejido óseo laminar.

Líneas de imbricación del esmalte enamel imbrication lines): surcos poco profundos que aparecen donde las líneas de incremento alcanzan la superficie del esmalte. **Líneas de Pickerill: epónimo**.

Líneas de imbricación o crecimiento de la dentina (dentin growth lines): epónimo: líneas de von Ebner). Son semejantes a las estriaciones transversales del esmalte. Representan líneas de decanso del crecimiento tisular.

Líneas de incremento del esmalte (enamel incrase lines): **epónimo: estrías de Retzius**; estructuras del esmalte producidas por hipomineralización. Líneas de crecimiento incremental con mayor contenido orgánico, que se forman durante la mineralización del esmalte como consecuencia de los períodos de alta y baja actividad del depósito de matriz inorgánica.

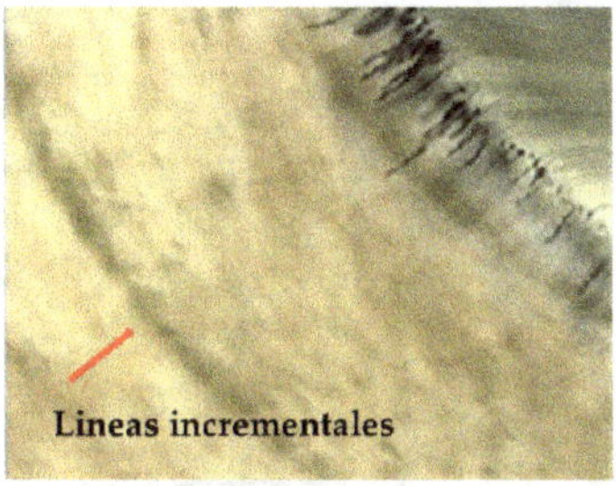

Líneas de incremento de la dentina (dentin increment lines): líneas que corresponden a bandas hipomineralizadas que indican el patrón de crecimiento rítmico de la dentina. Se diferencian las líneas de imbricación o crecimiento **(epónimo: línes de von Ebner)** y las líneas de contorno **(epónimo: líneas de Owen)**.

Líneas de incremento del cemento (cementum increment lines): líneas que indican la formación rítmica del cemento, que separan una laminilla de otra y que poseen menor contenido mineral.

Línea neonatal (neonatal line): epónimo: Línea de Rushton-Orban. Gran zona de hipomineralización (línea de incremento exagerada) que se forma en el esmalte dental en el momento del nacimiento debido a que el cambio de medio afecta el metabolismo general.

Lingual (lingual): cara de los dientes mandibulares que mira hacia la lengua.

Longitud de onda (wavelength): distancia que recorre una perturbación periódica que se propaga por un medio en un ciclo. En una onda electromagnética, la longitud de onda corresponde a la distancia física entre dos puntos a partir de los cuales la onda se repite. Se con la letra griega lambda (λ).

Ludwig, Anna Bertha: Esposa de Wilhem Roentgen, nació en Suiza en 1839 y murió en Alemania en 1919. La imagen radiográfica de su mano izquierda fue célebre.

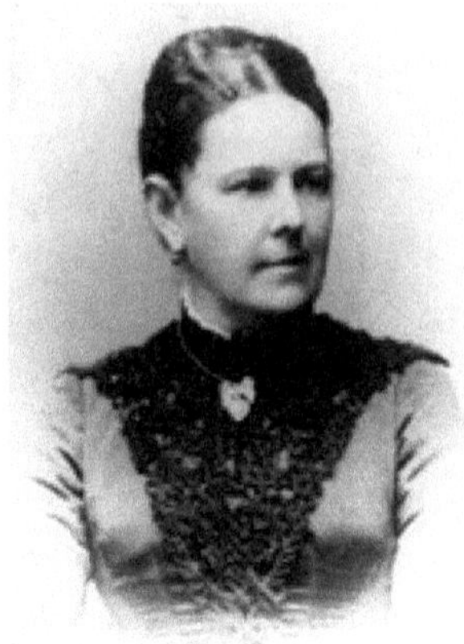

M

Macrodoncia (macrodontia): aumento de tamaño de un diente en relación a los valores estadísticamente mas frecuentes en los humanos. Puede afectar a la corona, a la raíz o ser corono-radicular.

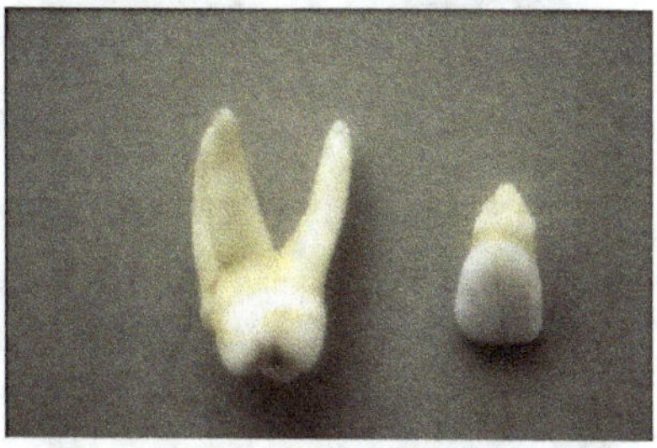

Macrodoncia y microdoncia radicular

Malassez, Louis-Charles: anatomista e histólogo francés que nació en Nevers en setiembre de 1842 y murió en setiembre de 1909. Realizó estudios relacionados con la sangre y con el campo de la odontología.

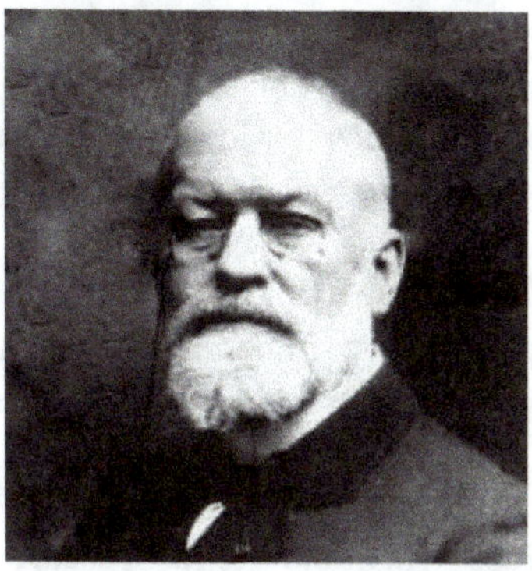

Maloclusión (malocclusion): desequilibrio en la relación entre las superficies masticatorias de dientes superiores e inferiores cuando se encuentran en cierre o durante los movimientos masticatorios.

Mandíbula (mandible bone): hueso impar que se encuentra en la parte inferior y posterior del macizo craneofacial. Presenta un cuerpo en forma de herradura y dos ramas laterales. Contiene los procesos alveolares que alojan a los dientes mandibulares.

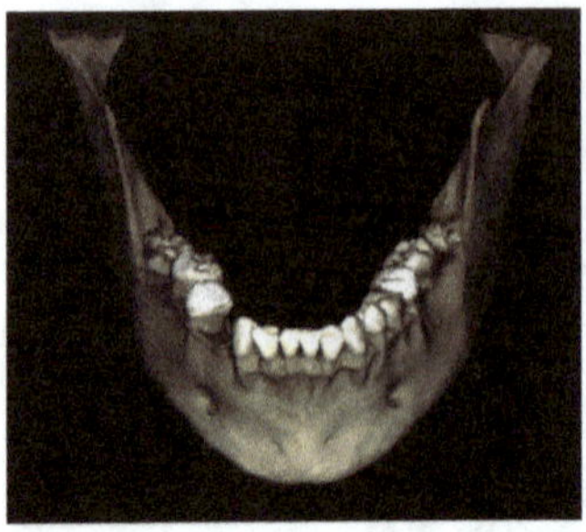

Tomografía computada. Renderizado. Mandíbula. Vista anterior

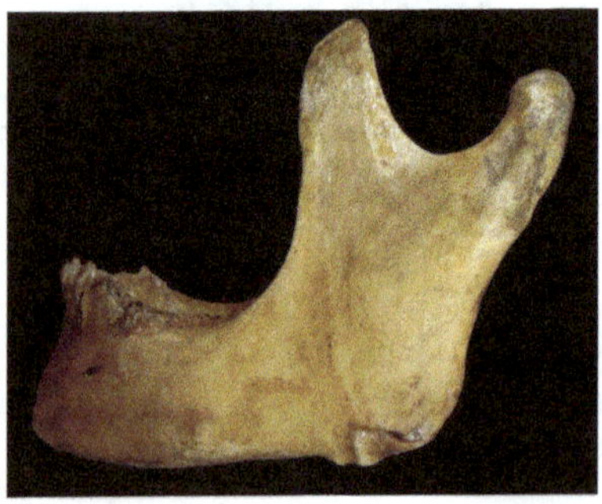

Rama ascendente de la mandíbula

Masticación (chewing): proceso biomecánico por el cual los alimentos son triturados, molidos y desmenuzados por los dientes para su posterior deglución y digestión.

Matriz del esmalte (enamel matrix): porción orgánica del esmalte secretada por los ameloblastos, que luego se mineraliza; formada por proteínas, entre las que se encuentran la tuftelina, amelogeninas, enamelinas y ameloblastina.

Matriz mineralizada (mineralized matrix): matriz extracelular de tejidos conectivos especializados (dentina, tejido óseo, cemento) que presenta componentes orgánicos (sustancia fundamental y fibras) e inorgánicos (cristales de hidroxiapatita).

Maxilar (maxillary bone): hueso par de forma irregular que pertenece a la cara y que presenta los procesos alveolares que alojan a los dientes superiores.

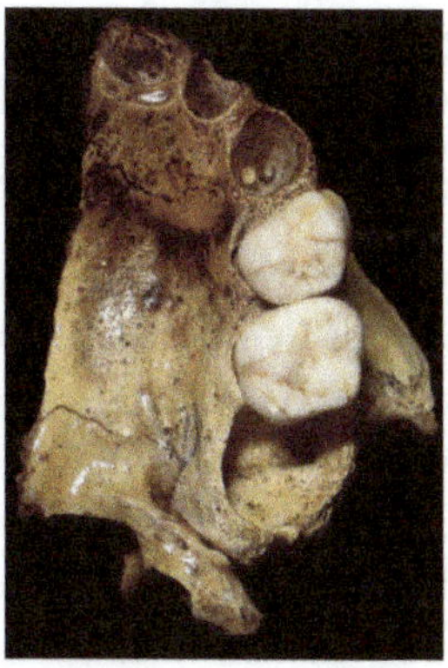

Vista inferior del maxilar

Mc Cormack Franklin W (1889-1950): técnico en radiología médica de San Francisco, California, fue el pionero de la técnica de paralelismo. En 1920 desarrolló la técnica del paralelismo que proporciona una imagen con isometría e isomorfismo.

Mecanismos morfogenéticos (morphogenetic mechanisms): Son aquellos que permiten que se produzcan los cambios tanto bioquímicos, funcionales como morfológicos que determinan que una célula actúe según la información genética que contenga (inducción, diferenciación, crecimiento, migración y muerte celular programada).

Meckel Johann Friedrich, the younger: anatomista, embriólogo, patólogo y cirujano alemán nacido en Halle en 1781 y fallecido en 1833. Se destacó en anatomía humana y más especialmente en anatomía comparada. Realizó estudios de teratología, siendo pionero en esta ciencia, especialmente los defectos y anomalías que se producen durante el desarrollo embrionario. Llevan su nombre el cartílago relacionado con la osificación de la mandíbula.

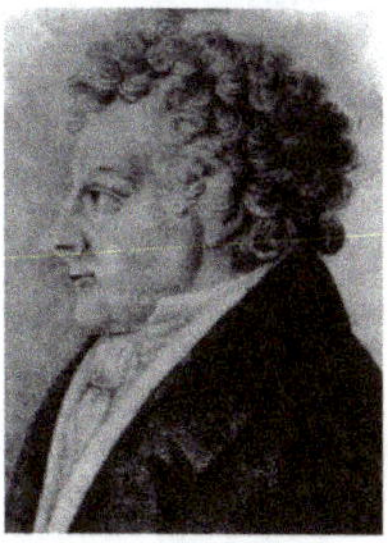

Medicina periodontal (periodontal medicine): disciplina integradora que relaciona las condiciones entre salud oral y sistémica que propone que la enfermedad periodontal dispara tanto la respuesta inflamatoria local como sistémica.

Medicina nuclear (nuclear medicine): disciplina de la medicina que utiliza radiofármacos o radiotrazadores (formados por un fármaco transportador o sustancia con especificidad por distintos órganos y un isótopo radioactivo). Se usan los isótopos radiactivos de elementos como el Tecnecio, el Iodo y el Molibdeno para conocer el funcionamiento de determinados órganos a través de su detección o medición. Se analiza la intensidad, localización y patrón de captación.

Megadontismo (megadontism): macrodoncia generalizada.

Melanina (melanin): pigmento endógeno fabricado por los melanocitos de la epidermis y de la mucosa oral, que contribuye a darles su color.

Melanocitos (melanocytes): células de la epidermis y del epitelio oral, originadas de la cresta neural, que producen melanina, un pigmento marrón que protege al organismo de las radiaciones ultravioletas.

Melanoma (melanoma): cáncer que se origina en los melanocitos. Es altamente invasivo por su capacidad de generar metástasis.

Merkel, Sigmund Friedrich: anatomista e histopatólogo alemán nacido en abril de 1845 y fallecido en mayo de 1919. Fue el primero en describir "las tastezellen, células del tacto", los epiteliocitos táctiles de *la* piel de los vertebrados. Posteriormente recibirían el epónimo de células de Merkel en 1878 por parte de Robert Bonnet. Publicación: Merkel FS. (1875). Tastzellen und Tastkörperchen bei den Hausthieren und beim Menschen. Archiv für mikroskopische Anatomie, 11: 636-652.

Mesial (mesial): cara del diente que se relaciona o mira hacia la línea media.

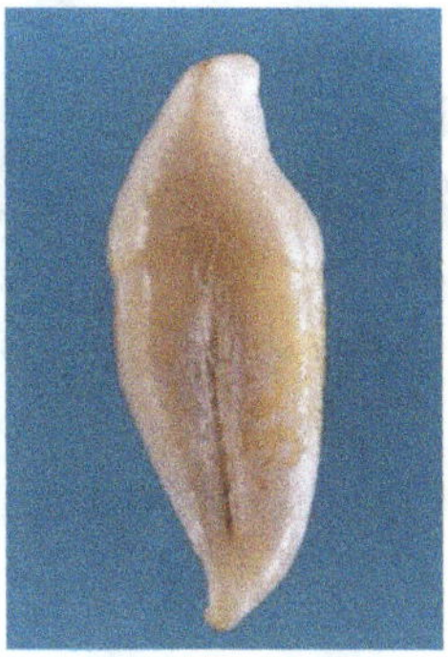

Canino inferior derecho. Cara mesial.

Mesiodens: o diente mesial de Bolk, es un deinte supernumerario de forma conoide que se localiza entre los incisivos centrales superiores.

Mesodermo (mesoderm): una de las tres hojas embrionarias de donde se originan el tejido conectivo y sus derivados, músculos, dermis, serosas, paredes cardíacas, etc.

Mesodermo extraembrionario (extraembryonic mesoderm): población celular que que ocupa el espacio comprendido entre el citotrofoblasto y el amnios y el saco vitelino primitivo en formación.

Metaplasia (metaplasia): sustitución de un tipo de tejido maduro (epitelial o mesenquimático) por otro tejido también maduro. Sustitución adaptativa de células más sensibles al estrés por otros tipos celulares que controlen mejor las situaciones adversas.

Metástasis (metastasis): diseminación regional o a distancia de un tumor maligno, sin continuidad anatómica con el tumor primario. Pueden seguir la vía linfática, hemática o la siembra en cavidades.

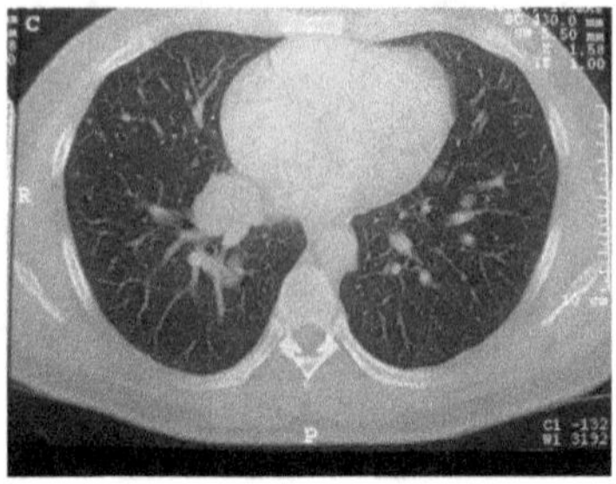

Metástasis de carcinoma adenoide quístico en pulmón.

Microdoncia (microdontia): los dientes presentan un volumen y un tamaño menor al normal. Puede ser generalizado, por enanismo hipofisiario, o de dientes aislados.

Microdontismo (microdontism): microdoncia generalizada.

Microrradiografía dental (dental microradiography): técnica radiológica que permite obtener una imagen radiográfica de un preparado histológico de diente por desgaste de tejido mineralizado.

Miliamperaje (miliamperage): Mide la intensidad de corriente eléctrica que se aplica al filamento de Tungsteno del cátodo para generar electrones. Representa la cantidad de radiación x que emite un tubo.

Mineralización biológica (biological mineralization): calcificación de la matriz orgánica del tejido óseo, dentina, cemento e incluso del esmalte, tejido cuya matriz no contiene colágeno.

Mixoma odontogénico (odontogenic mixoma): neoplasia intraósea localmente invasora, derivada del tejido conjuntivo embrionario y constituida por células redondeadas y angulosas, con abundante sustancia fundamental mucoide. Ausencia de epitelio odontogénico o si hay es quiescente. Radiográficamente se presenta como una lesión osteolítica y homogénea hipodensa, presenta finas trabéculas óseas no destruidas por el tumor. Sus límites son bien definidos con una cortical de espesor disimil o poco definido. Puede ser de forma monocavitaria (circular u oval) o policavitaria en panal de abeja o raqueta de tenis.

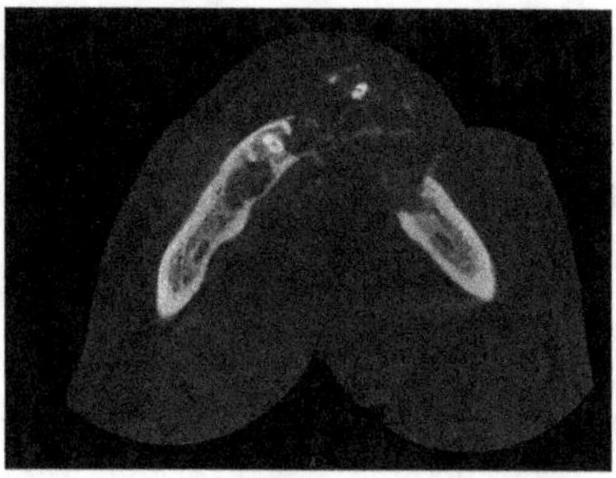

Mixoma mandibular. Corte axial. TCCB.

Modelos morfogenéticos (normal morphogenetic models): producto de todos los mecanismos morfogenéticos trabajando en conjunto.

Molares (molars): doce dientes que constituyen el 2° grupo de los dientes que se localizan en el sector posterior de los arcos dentarios, con una corona con cara oclusal, que presenta 3, 4 o más cúspides que permiten al diente triturar trozos de alimentos.

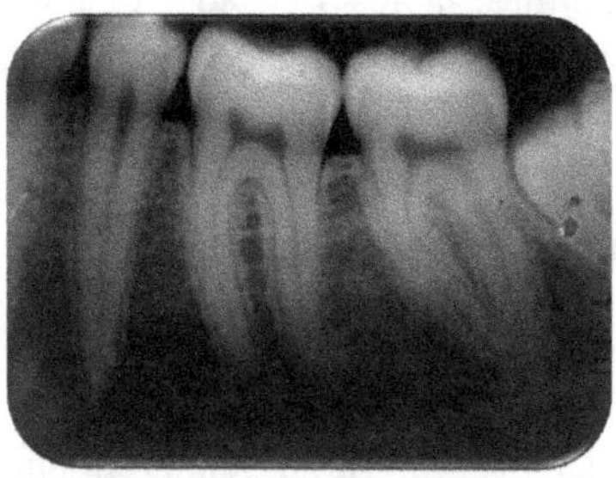

Molares mandibulares izquierdos. Imagen periapical.

Morfogénesis (morphogenesis): proceso de desarrollo de la forma. Programa de cambios ordenados en el tamaño, forma y proporciones.

Morfología dentaria (dental morphology): disciplina que estudia la forma y estructura macroscópica de los dientes en relación a sus características internas y externas.

Mucoperiostio (mucoperiosteum): capa que reviste el paladar duro, formada por mucosa y periostio, íntimamente unidos.

Mucosa (mucosae): estructura húmeda constituida por tejido epitelial y conectivo adyacente, que reviste los órganos que se encuentran en comunicación con el exterior de nuestro organismo, cumpliendo funciones de protección, absorción y secreción.

Mucosa alveolar (alveolar mucosa): mucosa oral que tapiza los alvéolos dentarios y se continúa con la membrana de las mejillas, los labios y el piso de la boca.

Mucosa oral (oral mucosa): superficie húmeda que recubre la cavidad oral, con funciones masticatorias, protectoras y sensoriales, con marcadas diferencias estructurales y clínicas ocasionadas por la influencia mecánica que actúa sobre ella en distintas regiones de la boca que hacen que la misma sufra adaptaciones funcionales. Presenta un epitelio estratificado pavimentoso, muy especializado, que le permite formar y mantener una verdadera barrera crítica gracias a una constante reparación y renovación y un corion laxo, denso o semidenso y de variable espesor de acuerdo a la zona de la mucosa oral, aporta el soporte mecánico y los nutrientes para el epitelio.

Mucosa de revestimiento (lining mucosae): mucosa localizada en la cara ventral de la lengua, mejillas, labios y paladar blando que cumple funciones de protección. Presenta un epitelio estratificado escamoso no cornificado grueso. Se caracteriza por los movimientos y distensión de los tejidos, ya que requiere de flexibilidad para acomodarse para hablar, masticar o deglutir el bolo alimenticio. El tejido conectivo subyacente es más elástico y flexible que el de la mucosa masticatoria.

Mucosa especializada (specialized mucosae): mucosa que recubre la cara dorsal y superficies laterales del cuerpo de la lengua, donde se pueden identificar las yemas gustatorias, receptores de los estímulos gustatorios. Su epitelio es una especie de mosaico donde se reconocen zonas de tipo estratificado escamoso cornificado, paracornificado y no cornificado. En la raíz la mucosa es de naturaleza no queratinizada.

Mucosa masticatoria (masticatory mucosae): mucosa adaptada para soportar el impacto masticatorio, se la encuentra en encía y paladar duro, que son zonas expuestas a roces. Está recubierta por epitelio estratificado escamoso cornificado o paracornificado, con numerosas crestas epiteliales. Fuertemente adherido a los tejidos subyacentes (hueso) por tejido conectivo colágeno.

Mucosa dorsal de la lengua (dorsal mucosa of tongue): mucosa formada por dos regiones de distinto origen embriológico: el cuerpo o porción bucal de la lengua, comprende los 2/3 anteriores, con una apariencia rugosa cubierta por múltiples excrecencias, las papilas linguales. En el 1/3 posterior, la raíz de la lengua, no se observan papilas. Ambas regiones se encuentran delimitadas por una estructura en forma de V, la V lingual, cuyo vértice se orienta hacia la raíz.

Mucosa ventral de la lengua (ventral mucosa of tongue): mucosa que presenta un epitelio de revestimiento no cornificado, con zonas de espesor importante, desarrollando crestas epiteliales muy poco marcadas. Presenta tres estratos: basal, intermedio y superficial, con células escamosas que conservan sus núcleos.

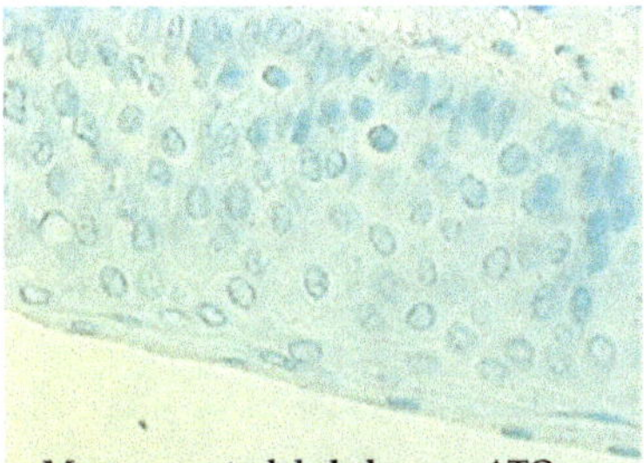

Mucosa ventral de la lengua. ATO.

Mucosa yugal (yugal mucosa): mucosa de las mejillas. Mucosa lisa, rosada y brillante, que presenta una red vascular más manifiesta en los surcos vestibulares superiores e inferiores.

Muerte celular (cell death): resultado final de la lesión celular, puede afectar a cada tipo celular y es la consecuencia principal de la isquemia (falta de flujo sanguíneo), infección, toxinas y reacciones inmunitarias. Es crítica durante la embriogénesis normal, el desarrollo del tejido linfoide y la involución inducida por vía hormonal. Sus dos patrones morfológicos son la necrosis y la apoptosis.

N

Nasmyth, Alexander: odontólogo escocés en Londres (1758-1840). Cirujano dentista de la Reina Victoria y el Príncipe Alberto. Descubrió la membrana que lleva su nombre.

Necrosis (necrosis): cambios morfológicos que suceden en un tejido por muerte de sus células producida por la acción de un agente nocivo que genera una lesión irreparable.

Neurocráneo (neurocranium): rvestimiento óseo del encéfalo, meninges y sus cubiertas membranosas adyacentes. Tiene dos porciones: base del cráneo y bóveda craneal.

Nitidez (sharpness): capacidad de una radiografía para definir un borde con precisión, para poder observar detalles.

Niveles de referencia para diagnóstico (reference leve lof diagnostic): son parámetros en imagenología que se utilizan para indicar si, en situaciones ordinarias, la dosis de radiación o la cantidad de radiofármacos que se administran a un paciente en determinado procedimiento radiológico de diagnóstico son anormalmente altas o bajas para ese procedimiento.

Nodulos pulpares (Pulp nodules): son concreciones de forma redondeada o esferoidales más o menos regulares constituidas por dentina que se localizan en la cavidad coronaria. Pueden ser libres, adheridos o incuídos.

Nucleación heterogénea (heterogeneous nucleation): formación de cristales de hidroxiapatita debido a componentes de la matriz, por ejemplo, osteonectina, durante el proceso de mineralización biológica.

Nucleación secundaria (secondary nucleation): formación de nuevos cristales de hidroxiapatita durante la mineralización biológica.

Nudo del esmalte (enamel knot): acúmulo de células situado por encima de las células del epitelio interno del órgano del esmalte en su zona media. Estructura temporal que se forma en el estadio de casquete y desaparece antes de comenzar el estadio de campana. Se cree que participa en la morfología dentaria.

O

Oclusal (occlusal): superficie masticatoria. Una de las caras de la corona de los dientes posteriores que tritura los alimentos. Superficie con cúspides, fosas y surcos.

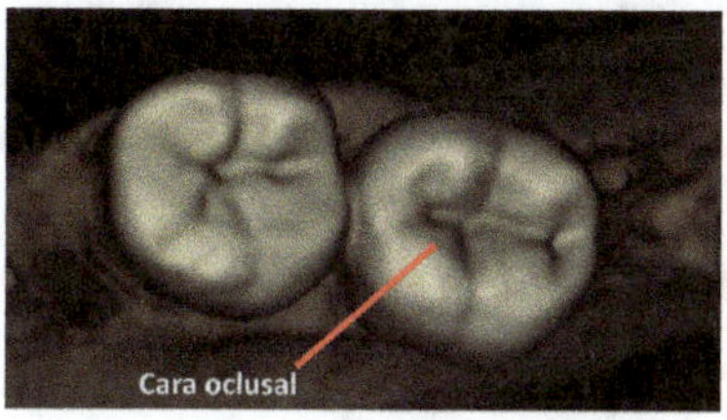

Primer y segundo molares inferiores derechos. Cara oclusal.

Oclusión (oclusion): relación armónica entre las superficies masticatorias de los dientes superiores e inferiores cuando se encuentran en cierre o durante los movimientos masticatorios.

Odontogénesis (odontogenesis): proceso complejo de reacciones biológicas, tisulares y moleculares para la formación de los dientes deciduos y permanentes. Abarca las etapas de brote o yema, casquete, campana inicial y campana aposicional.

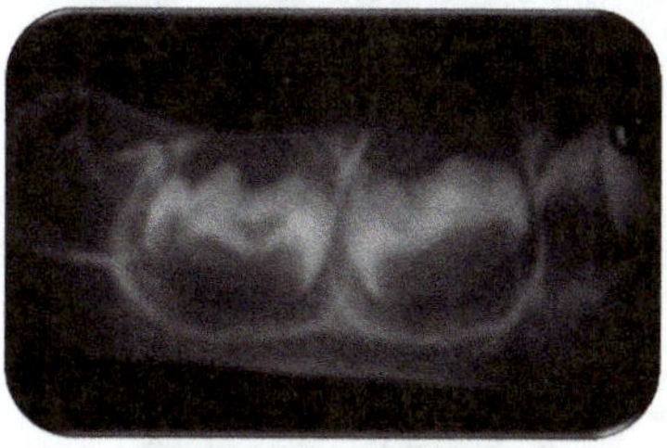

Gérmenes dentarios

Odontoameloblastoma: tumor infrecuente semiduro que contiene los componentes de un odontoma (calcificaciones) y las cavidades o geodas de un ameloblastoma. Es muy excepcional su aparición y su comportamiento similar al ameloblastoma.

Odontodisplasia regional (regional odontodysplasia): anomalías de estructuras que afectan a todos los tejidos dentarios. Se denominan también odontogénesis imperfecta o dientes fantasmas.

Odontograma (odontogramm): diagrama dentario que facilita la presentación de los datos referidos a la dentición en una historia clínica.

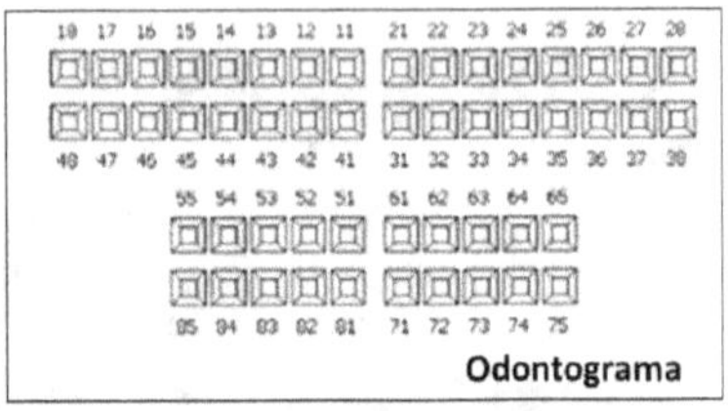

Odontoide (odontoid tooth): diente supernumerario de tamaño pequeño y forma conoide.

Odontoma (odontoma): es un hamartoma, lesión que contiene esmalte, dentina, pulpa y cemento ya sea formando dientes reconocibles (compuesto) o bien una masa nudosa solida de tejidos dentarios sin morfodiferenciación. Representan el 70% de todos los tumores odontogénicos. Son autolimitantes, una vez concluida la calcificación se mantienen estables.

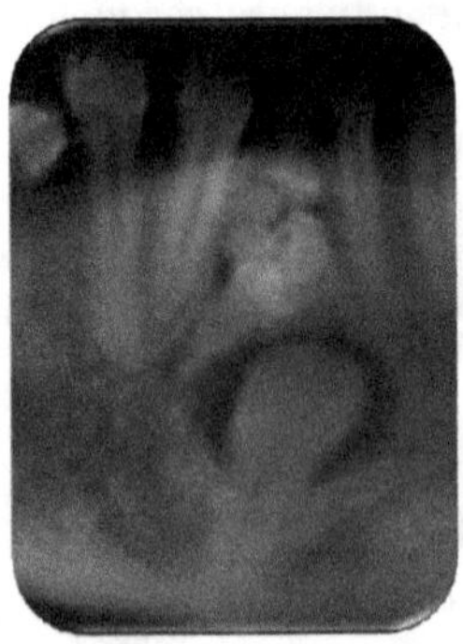

Odontoma compuesto asociado a canino inferior derecho retenido.

Odontón (odonton): unidad funcional formada por los dientes junto a los tejidos peridentarios.

Oligodoncia (oligodontia): ausencia de 6 o más dientes.

Oncogenes (oncogenes): genes mutantes de un gen normal (proto-oncogen) que participa en el control del crecimiento o de la división celular. Los oncogenes facilitan el crecimiento celular autónomo en las células cancerosas en ausencia de señales mitógenas normales.

Ondas electromagnéticas (electromagnetic waves): Es la combinación de ondas en campos eléctricos y magnéticos producidas por cargas en movimiento. La vibración o perturbación producida por las cargas eléctricas en movimiento genera energía que viaja en forma de ondas electromagnéticas. Forma de propagación de los campos magnéticos y eléctricos.

Ontogénesis (ontogénesis): desarrollo del individuo, comenzando con la fertilización y terminando con la muerte.

Optimización de la práctica radiológica (radiological procedures optimization): principio de protección radiológica por el cual la probabilidad de sufrir una exposición, el número de personas expuestas y la intensidad de sus dosis individuales deben mantenerse tan bajos como sea razonablemente posible teniendo en cuenta los factores económicos y sociales.

Organo (organ): desde el punto de vista anatómico, estructura constituida por distintos tejidos, con funciones específicas.

Organo del esmalte (enamel organ): estructura embrionaria originada del ectodermo. De este órgano se diferencian los ameloblastos.

Orofaringe (oropharynx): porción anatómica media y oral de la faringe que se encuentra en la parte posterior de la boca que se relaciona con las tonsilas palatinas. Se la conoce también como bucofarínge.

Ortodoncia (orthodontics): especialidad de la Odontología cuyo objetivo es el estudio, diagnostico, prevención y tratamiento de las anomalías dentomaxilofaciales de posición, forma, funciones y relaciones.

Ortopantomografía (orthopantomography): técnica radiológica extraoral que muestra las estructuras faciales y dentomaxilomandibulares en una sola imagen.

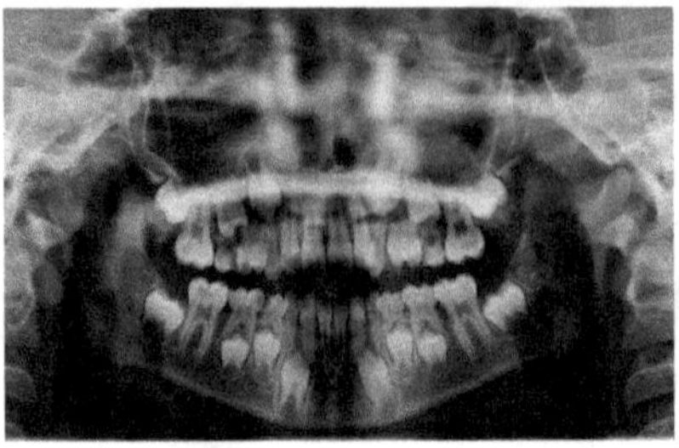

Ortopantomografía. Dentición mixta.

Osificación (ossification): proceso de formación y desarrollo del tejido óseo en el feto, por reemplazo o sustitución de tejido conectivo por hueso.

Osificación endocondral (endochondral ossification): proceso de formación ósea que ocurre por reemplazo progresivo de tejido cartilaginoso hialino por tejido óseo. Presenta

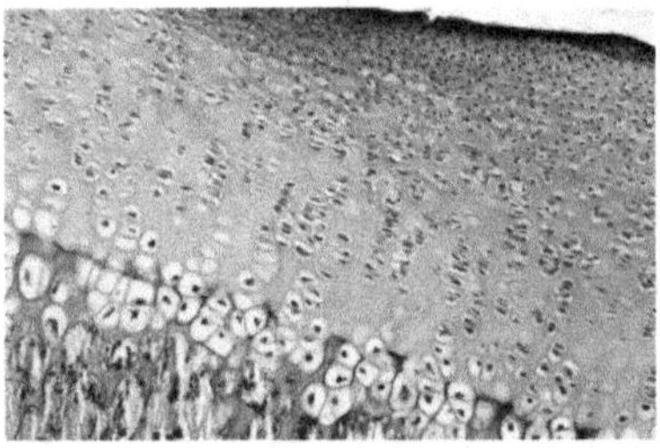

Hueso largo. Osificación endocondral. H/E.

Osificación membranosa (membranous ossification): proceso de formación ósea que ocurre a expensas de un depósito de tejido óseo en el seno de un tejido mesenquimático primitivo.

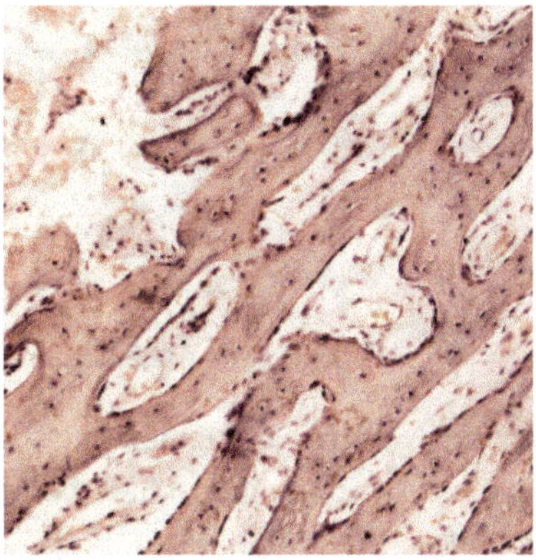

Osificación membranosa. H/E.

Osificación mixta (mixed ossification): osificación de la mandíbula, de tipo membranosa a la que se le agrega la osificación endocondral que ocurre en los cartílagos secundarios.

Osteoblastos (osteoblasts): células encargadas de la síntesis, secreción y mineralización de los componentes macromoleculares de la matriz orgánica del tejido óseo.

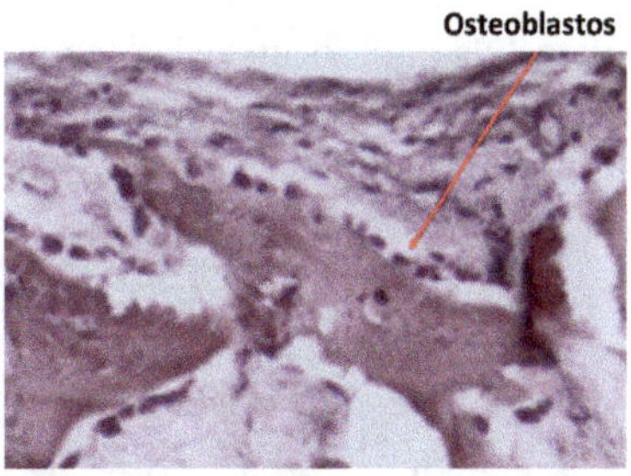

Histogénesis ósea. Osteoblastos. H/E.

Osteoblastoma benigno (benign osteoblastoma): lesión osteolítica de más de 2 cm, localizada centralmente en la médula ósea. Imagen lítica de crecimiento rápido con expansión cortical y a veces con destrucción cortical.

Osteoblastos inactivos (inactive osteoblasts): osteoblastos que forman una capa continua que recubre la superficie del hueso, se encuentran sin actividad de formación ni resorción.

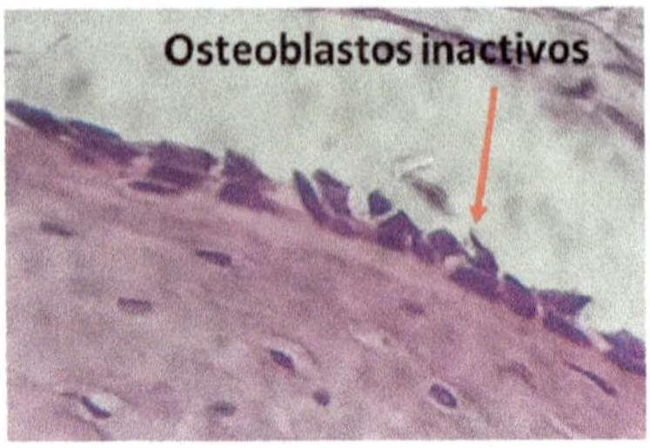

Osteocalcina (osteocalcin): proteína fijadora de calcio al colágeno óseo, secretada por los osteoblastos. Son considerados como uno de los marcadores bioquímicos de la osteogénesis

Osteoma (osteoma): neoplasia benigna de crecimiento lento constituida por tejido óseo maduro de tipo laminar bien diferenciado.

Osteoma osteoide (osteoid osteoma): neoplasia ósea benigna de pequeño tamaño (hasta 2,5 cm) y de bordes bien delimitados con una zona periférica de neoformación ósea reactiva. Presenta un núcleo central de tejido óseo inmaduro (osteoide) rodeado por hueso esclerótico. Imagen hipodensa llamada "nidus" con una cantidad variable de mineralización central y se acompaña de un grado variable de esclerosis ósea reactiva y engrosamiento cortical.

Osteocitos (osteocytes): células que ocupan las lagunas osteocíticas en el seno del tejido óseo. Estas células tienen como función el mantenimiento la matriz ósea.

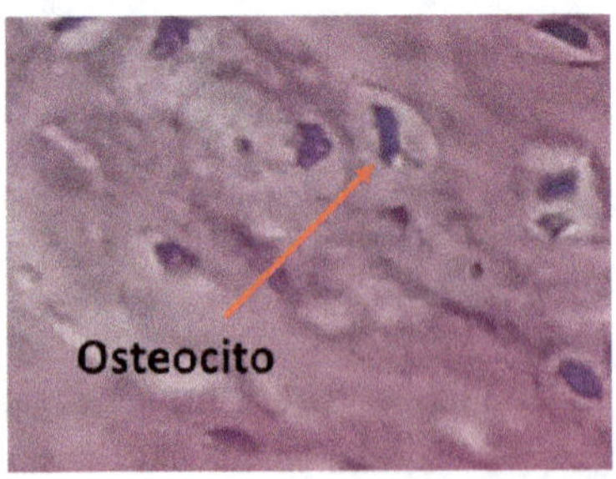

Osteocitos en reposo (resting osteocytes): osteocitos en estado de "latencia relativa", con escasos organoides.

Osteocitos formativos (formative osteocytes): osteocitos que sintetizan y secretan osteoide.

Osteocitos resortivos (resorptive osteocytes): osteocitos que resorben la matriz circundante, agrandando la laguna por un proceso de osteólisis osteocítica.

Osteoclastoma: tumor o neoplasia ósea primaria de células gigantes multinucleadas con características benignas, que invade localmente de manera agresiva.

Osteoclastos (osteoclasts): células gigantes multinucleadas derivadas de los monocitos de la sangre que participan en la resorción ósea. Pertenecen al sistema fagocítico mononuclear. Son los macrófagos del tejido óseo.

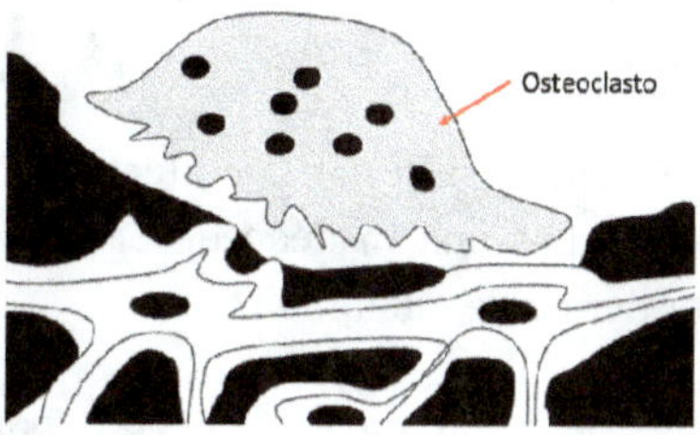

Osteoconducción (osteoconduction): proceso por el cual un material inerte implantado ofrece una matriz física para la proliferación y crecimiento de células osteorpogenitoras osteoblásticas.

Osteogénesis (osteogenesis): proceso de formación y desarrollo de hueso.

Osteogénesis imperfecta (osteogenesis imperfect: grupo de trastornos hereditarios generalizados que afectan al tejido conectivo, con manifestaciones clínicas en huesos, dientes, ligamentos, articulaciones, oído, piel y esclerótica.

Osteoide (osteoid): matriz extracelular del tejido óseo sin mineralizar.

Osteoinducción (osteoinduction): proceso por el cual se induce la osteogénesis.

Osteointegración (osseointegration): anclaje estable de un implante en el tejido óseo.

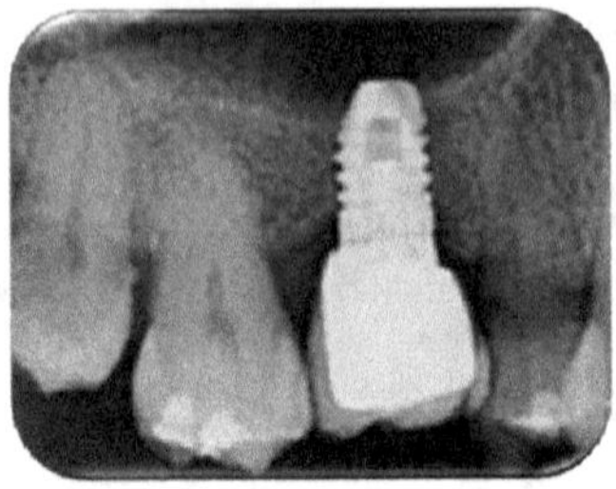

Implante oseointegrado en el sector posterior del maxilar.

Osteólisis osteocítica (osteocytic osteolysis): proceso resortivo del tejido óseo en el que intervienen los osteocitos.

Osteomalacia (osteomalacia): trastorno que afceta el metabolismo óseo común en ancianos caracterizado por una inadecuada calcificación de la matriz ósea. Causado en general por déficit de vitamina D.

Osteonectina (osteonectin): proteína secretada por los osteoblastos que interacciona con colágeno y sales inorgánicas. Se une fuertemente a las fibras colágenas y a la hidroxiapatita, proporcionando los núcleos de crecimiento de los cristales para anclaje de la matriz orgánica.

Osteones (osteons): cilindros formados por láminillas óseas concéntricas que se depositan alrededor de los vasos que corren paralelos al eje mayor del hueso.

Osteopatía (osteopathy): enfermedad ósea.

Osteopenia (osteopenia): afección de la masa y densidad ósea. Disminución de la masa ósea y menor calcificación por síntesis inadecuada de osteoide.

Osteopetrosis (osteopetrosis): huesos de mármol. Grupo de enfermedades genéticas de los huesos caracterizados por disminución de la resorción ósea.

Osteopontina (osteopontin): glucoproteína fosforilada que participa en la mineralización del tejido óseo en los procesos de remodelado y regeneración óseos. Regula el depósito de calcio y la actividad osteoclástica.

Osteoporosis (osteoporosis): enfermedad sistémica del esqueleto, con masa ósea baja, que se acompaña de un deterioro de la microarquitectura del tejido óseo, lo que ocasiona aumento de la fragilidad ósea y del riesgo de fracturas.

Osteoprotegerina (osteoprotegerin): proteína soluble de señalización secretada por los osteoblastos que inhibe la diferenciación de osteoclastos y la resorción osteoclástica.

Owen, Richard: médico anatomista, nacido en Lancaster, en 1804. Murió en Londres en 1892. realizó importantes investigaciones sobre la anatomía comparada. Formuló los conceptos de analogía y homología de los órganos. Estudió los dientes, tanto de animales vivos como extinguidos y publicó una obra, profusamente ilustrada, sobre odontología (1840-1845). Owen descubrió la compleja estructura dental de unos animales extintos que llamó Labyrinthodonts. Describió las líneas de incremento de la dentina.

P

Paladar (palate): techo de la boca; separa la cavidad oral de las cavidades nasales. Formado por el paladar duro en sus dos tercios anteriores y el paladar blando en su tercio posterior.

Paladar blando (soft palate): o velo palatino. Tejido blando que termina en un pliegue denominado úvula en el centro y parte más posteroinferior.

Paladar duro (hard palate): porción ósea del paladar que se corresponde con la parte anterior del paladar; separa las cavidades oral y nasal.

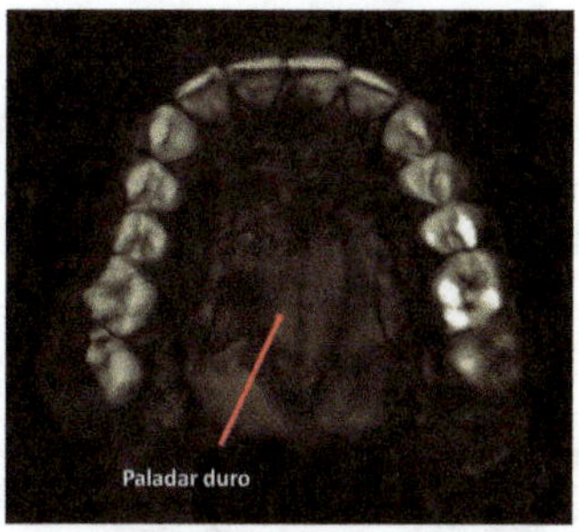

Tomografía Computada Cone Beam. Paladar duro

Paladar hendido (cleft palate): anomalía congénita originada por falta de fusión de las prominencias palatinas laterales entre sí o con el tyabique nasal o con el paladar primario.

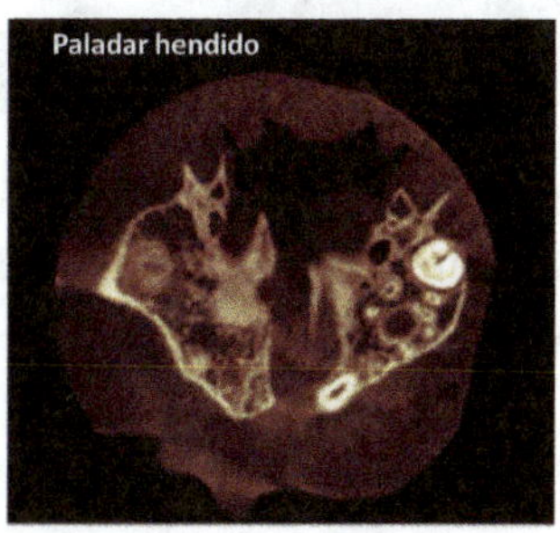

Paladar primario (primary palate): estructura embrionaria que se desarrolla a partir de la prominencia frontonasal por la fusión de las prominencias nasales medias con el frontal. De esa fusión se origina la prominencia intermaxilar o premaxila. Se forma por ununión de los procesos nasales medios (PrNm) en superficie y en profundidad. Surge así una estructura embrionaria especial también llamada segmento intermaxilar o premaxilar.

Paladar secundario (secondary palate): estructura que se produce por la unión del paladar primario con las prominencias palatinas laterales horizontalizadas y fusionadas. Hacia arriba de las prominencias palatinas laterales se fusionan con el septo nasal formándose el techo de la cavidad oral. Se forma entre la 7° y 8° semanas de vida intrauterina a expensas de la unión de los procesos palatinos de los maxilares.

Palatina (palatine): cara de los dientes localizados en la arcada superior que mira hacia el paladar.

Papila dentaria (dental papilla): tejido conectivo embrionario, desarrollado a partir de células ectomesenquimáticas derivadas de las crestas neurales, que dará origen al complejo dentino/pulpar.

Papila interdentaria: zona de la encía marginal que se encuentra en el espacio interproximal de dos dientes adycentes.

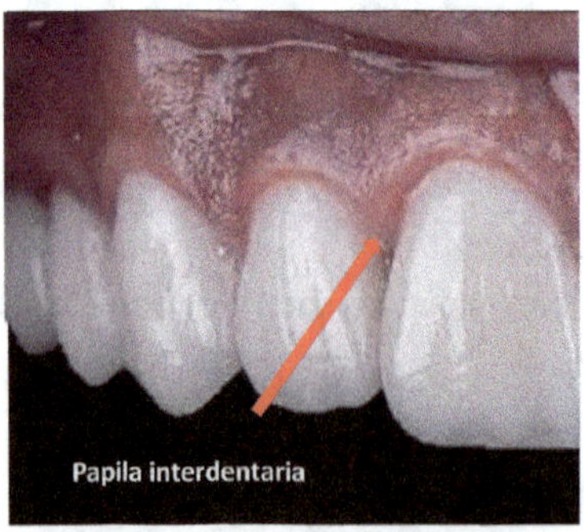

Paquete radiográfico (film packet): dispositivo radiológico que contiene la película radiográfica. Se utiliza en radiología odontológica convencional. Requiere un procesado químico.

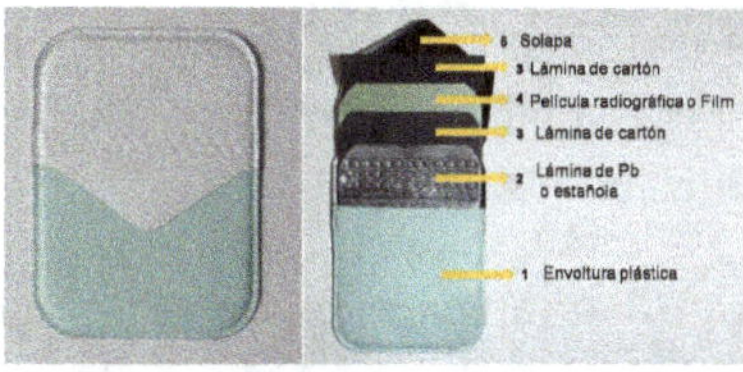

Componentes del paquete radiográfico.

Paramolar (paramolar): diente supernumerario con forma de premolar que se localiza vestibularmente, entre el segundo y el tercer molar.

Parótida (parotid gland): glándula salival mayor compuesta por acinos serosos puros. Su conducto excretor principal desemboca en la mucosa yugal de la cavidad oral. Se realaciona con el borde posterior de la rama mandibular.

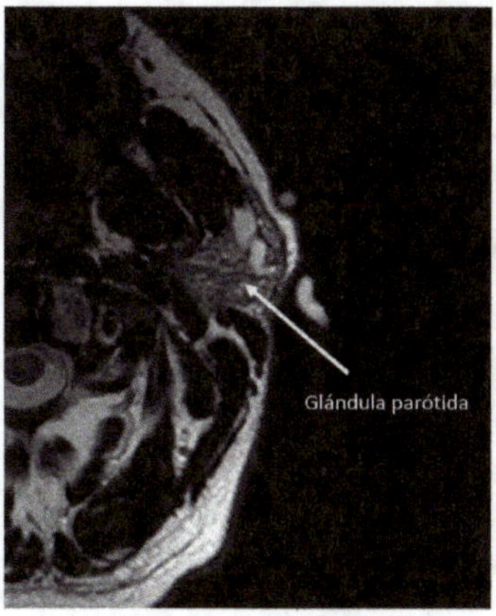

Glándula Parótida. RMN.

Patógeno (pathogen): que produce enfermedad.

Periápice (periapex-periodontium apical): complejo de tejidos que circunda la porción apical de la raíz de un diente: cemento, ligamento periodontal y hueso alveolar.

Período embrionario (embryonic period): el comprendido entre la 4° y 8° semana del desarrollo prenatal.

Período pre-embrionario (pre-embryonic period): el que corresponde a las semanas 1°, 2° y 3° del desarrollo prenatal.

Periodoncia (periodontics): especialidad de la Odontología que se ocupa de la prevención, diagnóstico y tratamiento de las patologías de los tejidos de protección y sostén peridentarios.

Periodontitis (periodontitis): inflamación del periodonto que se caracteriza por la pérdida de la unión periodontal entre el cemento y el hueso alveolar, y la profundización patológica del surco gingival con formación de la bolsa periodontal.

Periodonto (periodontium): tejidos que rodean, soportan y protegen al diente.

Periodonto de inserción (insertion periodontium): tejidos conectivos que permiten la inserción del diente y que soportan las fuerzas que sobre él se aplican. Constituido por el hueso alveolar, el ligamento periodontal y el cemento.

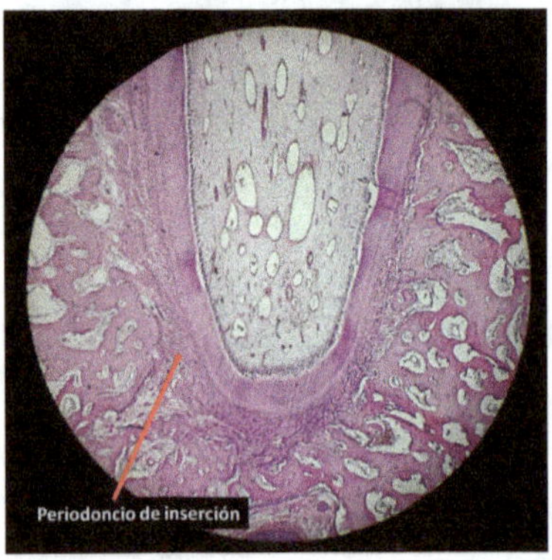

Periodonto de inserción. H/E.

Periodonto de protección (protection periodontium): mucosa epitelio-conectiva que separa al medio externo de los tejidos conectivos que sostienen al diente. Está constituido por la encía marginal, la unión dento-gingival (epitelio del surco gingival, epitelio de unión y corion subyacente) y la encía alveolar.

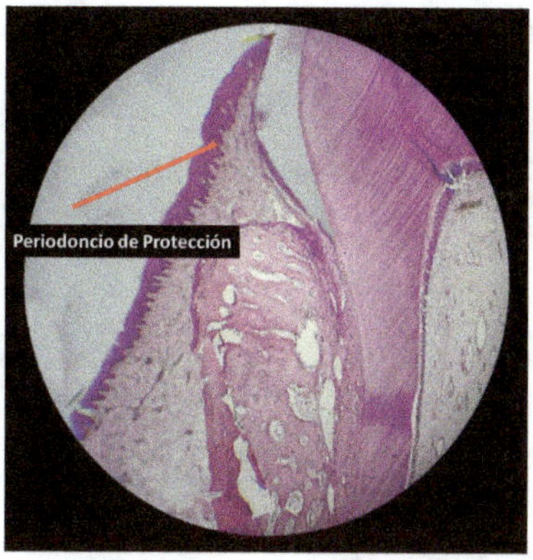

Periodonto de protección. H/E.

Periodontitis (periodontitis): enfermedad infecciosa que afecta al periodonto de inserción, tejido de soporte de los dientes.

Periostio (periosteum): capa de tejido conectivo que recubre la superficie externa de los huesos.

Perlas adamantinas (enamel beads): estructuras formadas por matriz del esmalte mineralizado que se encuentran en la raíz, en la zona de bifurcación de dientes multirradiculares, debidas a alteraciones en la composición y función de la vaina epitelial de la raíz del diente.

Piezoelectricidad (Piezoelectricity): propiedad que tienen ciertos cristales de polarizarse eléctricamente cuando son sometidos a presión y a la inversa. Es decir, es la capacidad de algunos materiales para generar energía eléctrica al ser sometidos a tensiones mecánicas o al ser accionados o pulsados o a la inversa, los propios materiales son capaces de volver a su estado original.

Piso de la boca (floor of mouth): región anatómica limitada por las arcadas dentarias inferiores, formando una cavidad alargada en donde descansa la lengua. Su mucosa fina, muy vascularizada y flexible es una excelente vía de absorción de fármacos.

Pka: produto Kerma en aire-área. Se mide en mGy. cm^2 em radiologia dental.

Placodas olfatorias o nasales: (olfatory or nasal pits): engrosamientos planos producidos por proliferación del ectodermo de la prominencia frontal por encima del estomodeo que divide a esta prominencia en prominencias nasales laterales y media.

Plano de Camper (Camper´s plane): plano que se extiende desde el tragus al ala de la nariz

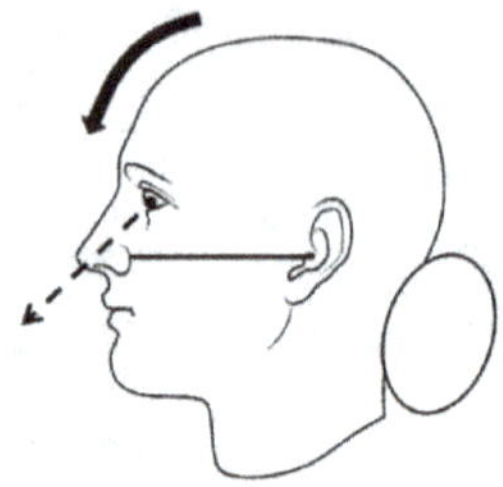

Plano tragus – ala de la nariz

Planos cefalométricos (cephalometric planes): líneas de referencia esqueletales y de tejidos blandos.

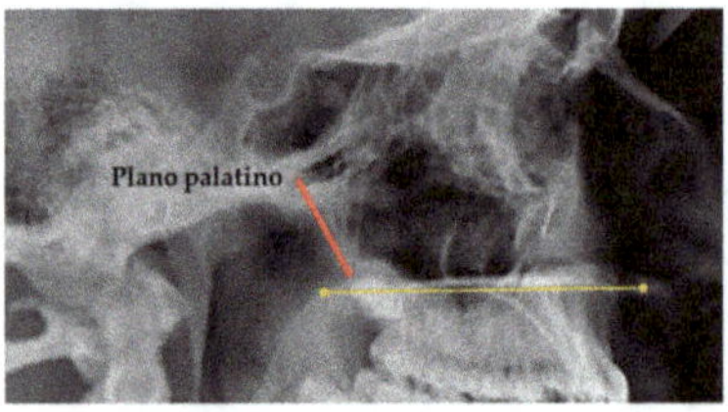

Plano palatino. De espina nasal anterior a la posterior.

Planos de referencia (reference planes): planos que representan la ubicación de los cortes tomográficos en el renderizado 3D.

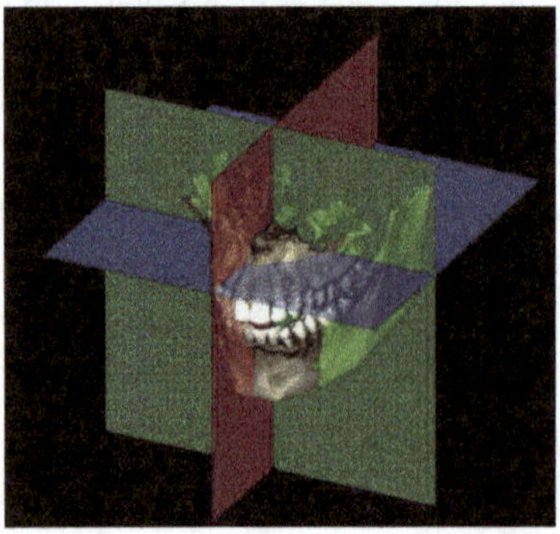

Planos de referencia de los cortes tomográficos.

Pliegues palatinos transversos (transverse palatine folds): rugosidades palatinas. Relieves mucosos transversales del paladar duro.

Polo eléctrico (electric pole): cada uno de los bornes de un generador de energía eléctrica.

Polo eléctrico negativo (negative electric pole): también denominado cátodo, es el punto o extremo por el cual salen los electrones de un cuerpo.

Polo eléctrico positivo (positive electric pole): también denominado ánodo, es el extremo o punto por el cual entran los electrones.

Polarización de la magnetización (magnetization polarization): resonancia magnética los vectores de magnetización de los campos magnéticos de los átomos de hidrógeno se alinean con el vector del campo magnético del resonador.

Potencia eléctrica (electric power): cantidad de energía eléctrica que consume un dispositivo eléctrico por unidad de tiempo.

Precesión o movimiento de precesión (precession): es el movimiento asociado con el cambio de dirección en el espacio que experimenta el eje instantáneo de rotación de un cuerpo. En resonancia magnética el protón de los átomos de hidrógeno realiza el movimiento de precesión cuando el cuerpo humano es introducido dentro del resonador magnético.

Precesión coherente (coherent precession): los protones de los átomos de hidrógeno cuando son sometidos a ondas de radiofrecuencia realizan el movimiento de precesión o precesan en la misma fase o de forma sincrónica. Este fenómeno se conoce también como magnetización transversal.

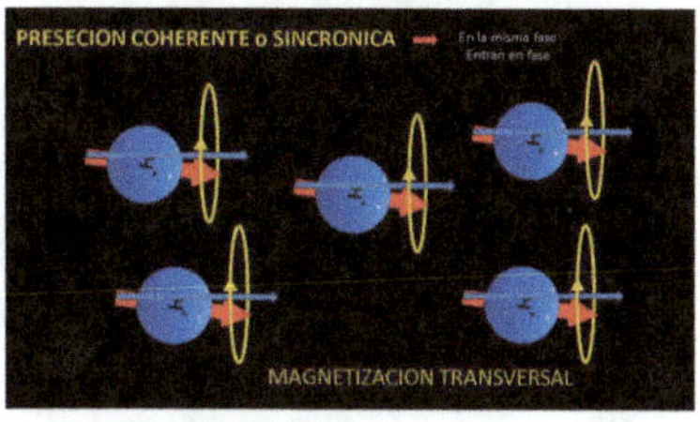

Precesión incoherente (incoherent precession): los protones de los átomos de hidrógeno realizan el movimiento de precesión o precesan en distintas fases o de forma desfasada o asincrónica cuando el cuerpo humano es introducido en un campo magnético.

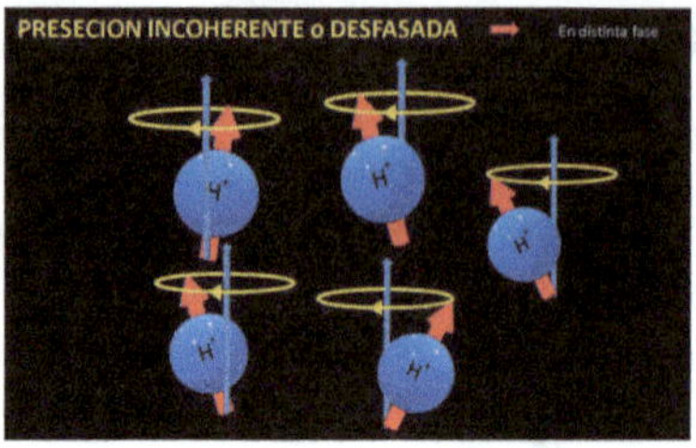

Preameloblastos (preameloblasts): células del epitelio interno del órgano del esmalte, precursoras de los ameloblastos secretores del esmalte dental.

Predentina (predentin): capa de dentina sin mineralizar, situada entre los dentinoblastos y la dentina mineralizada.

Premolares (premolars): ocho dientes que corresponden al 1° grupo de dientes posteriores, uni o multirradiculares, con una corona con cara oclusal que presenta 2 cúspides que se adaptan para desgarrar y triturar.

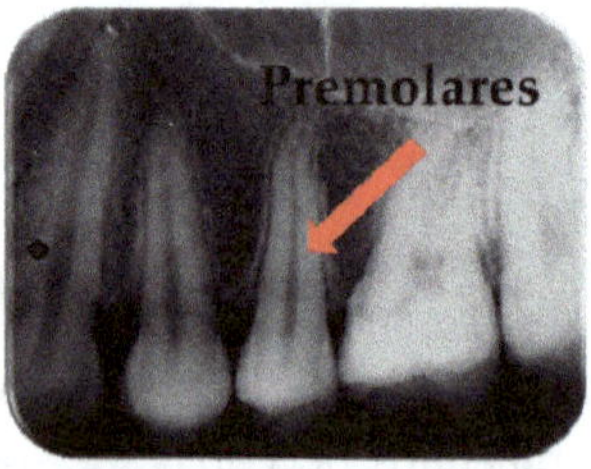

Premolarización (premolarization): anomalía de forma que afecta a incisivo lateral y canino superiores con hiperplasia del lóbulo palatino que se transforma en cúspide por lo que los dientes se asemejan a los premolares.

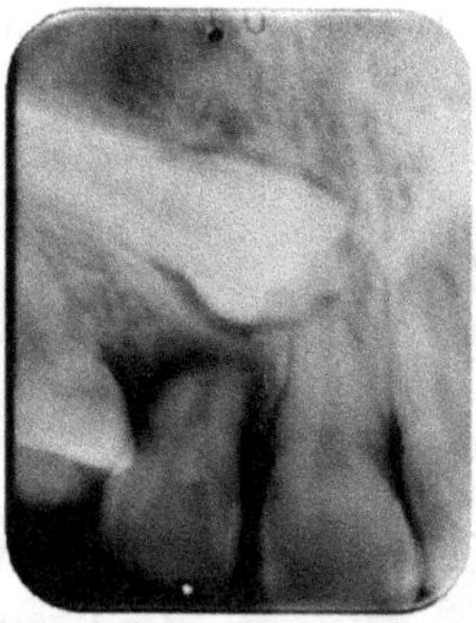

Premolarización de canino permanente.

Price Weston Andrew (1870-1948): odontólogo canadiense que fundó el instituto de investigación llamado el "National Dental Association" (Asociación Nacional de Dentistas) que se convirtió en el área de investigación de la "American Dental Association". En 1904 desarrolló una técnica intraoral basada en la regla de la isometría la cual más tarde recibió el nombre de técnica bisectal.

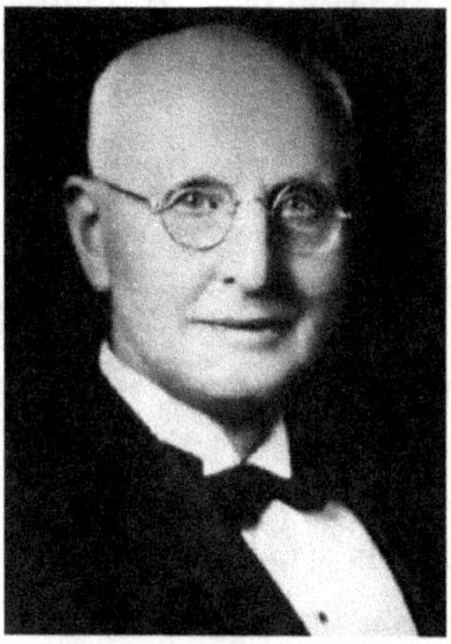

Principio ALADAIP: mantener la dosis de radiación tan baja como sea aceptable desde el punto de vista diagnóstico, orientado a la indicación y específico del paciente. Todas las exposiciones a la radiación deben ser mantenidas a niveles tan bajos como sea razonablemente posible, teniendo en cuenta factores sociales y económicos.

Principios básicos de protección radiológica: para conseguir el objetivo fundamental de la protección radiológica se establecen tres pilares básicos la Justificación de la práctica, la optimización del procedimiento y la limitación de la dosis.

Prisma del esmalte (enamel prism): unidad estructural del esmalte dentario.

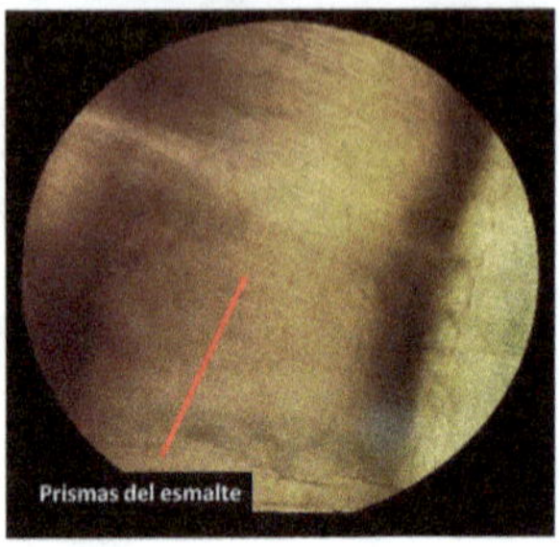

Proceso amelobástico (amelobastic process): prolongación grande y única presente en el polo secretor del ameloblasto.

Prominencia frontal (frontal prominence): proliferación del mesodermo que cubre el extremo anterior del cerebro, ubicado entre las dos propominencias maxilares. Constituye la porción media de la parte superior de la cara.

Prominencia frontonasal (frontonasal prominence): formación producida por proliferación rápida del mesodermo de la prominencia nasal media, en relación con la lateral y su posterior fusión con la prominencia frontal

Prominencia intermaxilar o premaxila (intermaxillary prominence or premaxillary part): surge de la fusión profunda de las prominencias nasales medias con la frontonasal, constituída por tres partes: labial, maxilar, y palatina.

Prominencias nasales laterales (lateral nasal prominences): proliferación rápida del mesodermo subyacente en el lado externo de las placodas olfatorias.

Prominencias nasales medias (medial nasal prominences): proliferación rápida del mesodermo subyacente en el lado interno de las placodas olfatorias. A causa de la proliferación contínua se fusionan y se constituye la prominencia nasal media.

Procesos dentinoblásticos (dentinoblastic processes): epónimo: proceso de Tomes; prolongaciones citoplasmáticas de los dentinoblastos localizadas en el interior de los canalículos dentinarios.

Prominencias palatinas laterales (lateral palatine prominences): estructuras que entre la séptima y octava semana de vida intrauterina surgen por proliferación desde las caras internas de las prominencias maxilar y mandibular en forma de prolongaciones hacia la línea media, abajo y adentro. Cuando la lengua baja las prominencias se horizontalizan y se fusionan.

Prostodoncia (prosthodontics): rama de la Odontología que se ocupa de restaurar la función, fonación y estética alteradas del aparato estomatognático como consecuencia de la pérdida de dientes.

Protección Radiológica (radiological protection): disciplina que estudia los efectos producidos por las radiaciones ionizantes cuya finalidad principal es la aplicación de un conjunto de medidas establecidas por entes competentes para conseguir que el uso de las radiaciones ionizantes se lleve a cabo de manera segura y evitar la aparición de efectos biológicos deterministas y limitar al máximo la probabilidad de aparición de los estocásticos.

Pulpa dentaria (dental pulp): tejido conectivo del diente, originado del ectomesénquima cefálico, con funciones formativas de dentina, sensorial, nutritiva y reparativa: Tejido conectivo blando especializado que se aloja en la cavidad dentaria.

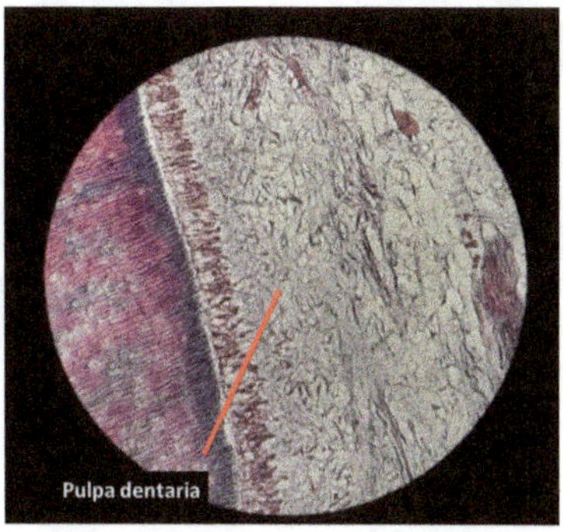

Diente por desmineralización. Pulpa y dentina. Tricrómica de Masson.

Puntos cefalométricos (cephalometric points): puntos de referencia esqueletales y de tejidos blandos

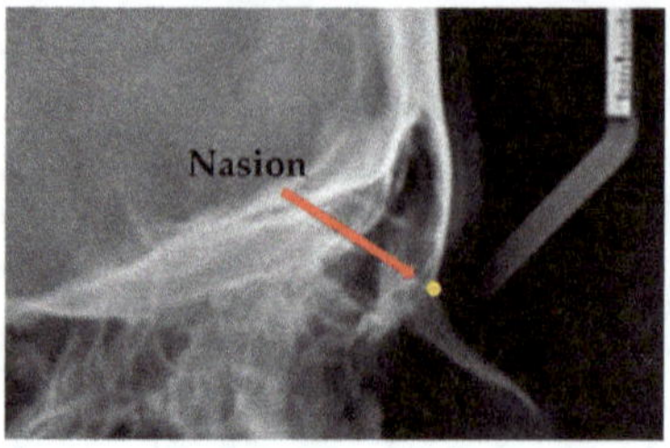

Punto Nasion.

Q

Queratinización (keratinization): proceso de diferenciación celular que sufren los queratinocitos, dando como resultado la expresión de proteínas estructurales que mantienen la integridad epitelial y funcionan como barrera protectora.

Queratoquiste odontogénico (odontogenic keratocyst): quiste odontogénico caracterizado por un revestimiento delgado de epitelio escamoso estratificado. paracornificado que surge de remanentes de la lámina dentaria. Su aspecto radiográfico varía si corresponde a la variedad unilocular donde se observa una lesión única radiolúcida bien definida, mientras que la variante multilocular - poliquística ofrece imágenes radiolúcidas múltiples. Genera múltiples quistes satélites por lo que es muy recidivante y agresivo localmente. Se localiza principalmente en la zona posterior de cuerpo y rama mandibular.

Querubismo (cherubism): lesión benigna, bilateral, no dolorosa, infrecuente, de herencia autosómica dominante que se manifiesta en la infancia. Se caracteriza por la pérdida de hueso el cual es reemplazado por una progresiva proliferación tejido fibroóseo de tipo quístico. Afecta la mayoría de los huesos faciales, pero compromete principalmente la mandíbula. El Querubismo está clasificado dentro del grupo de lesiones osteofibrosas benignas. Radiográficamente presenta una imagen hipodensa corticalizada, multilocular, con expansión de tablas óseas.

Quiste (cyst): cavidad patológica de neoformación limitada por tejido epitelial, que contiene material líquido, residuos de células, queratina, mucus, etc.

Quiste de erupción (eruption cyst): o hematoma de erupción, es un quiste odontogénico que se desarrolla en el tejido blando que rodea la corona de un diente que ya ha erupcionado a través del hueso, pero presenta retención mucosa. Clínicamente se observa como una tumefacción fluctuante sobre la cresta alveolar, a veces, con un color azul, semejante a un hematoma.

Quiste del conducto nasopalatino (incisive canal cyst): es intraóseo y se sitúa en la línea media de la parte anterior del maxilar superior entre las raíces de ambos incisivos centrales. Se origina de los restos embrionarios del conducto nasopalatino. Lesión hipodensa lesión radiolúcida de forma ligeramente oval o de corazón.

Quiste dentígero (dentigerous cyst): quiste odontogénico que envuelve la corona de un diente no erupcionado. Radiográficamente se observa como una lesión hipodensa de límites bien definidos asociada a la corona de un diente retenido.

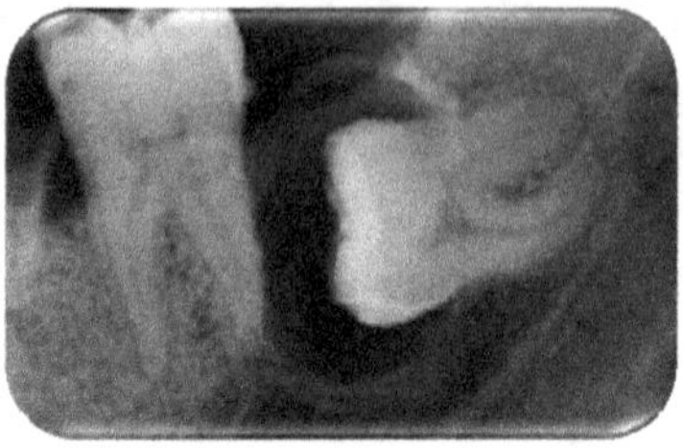

Técnica periapical. Quiste dentígero asociado a tercer molar mandibular retenido.

Quiste nasolabial (quiste nasoalveolar): se origina probablemente de restos de la porción inferior del conducto nasolagrimal. Se desarrolla totalmente en tejidos blandos de la zona del surco nasolabial (es extraóseo) Se inyecta contraste para observarlo radiográficamente

Quiste odontogénico (odontogenic cyst): quiste cuya pared está revestida por epitelio que deriva de diferentes estructuras epiteliales que se producen durante el desarrollo dentario.

Quiste odontogénico calcificante (Calcifying epithelial odontogenic cyst): quiste simple, rodeado por un epitelio similar al del ameloblastoma, que contiene células fantasma. Es poco frecuente y se presenta como un agrandamiento indoloro de los maxilares, con una lesión radiolúcida bien definida y unilocular, que puede tener margen festoneado y con pequeñas calcificaciones o áreas focales radiopacas en su interior. Desplaza o resorbe las raíces dentarias.

Quiste odontogénico glandular (glandular odontogenic cyst)): sialodontogénico, quiste de gran tamaño con estructuras glandulares. Puede observarse como una imagen radiolúcida unilocular o multilocular con márgenes definidos y corticalizados. Las lesiones grandes y multiloculares pueden tener agresividad severa con una alta tasa de recidiva.

Quiste odontogénico ortoqueratinizado (odontogenic cyst ortho keratinized): un quiste odontogénico que histopatológicamente presenta un epitelio plano estratificado ortoqueratinizado. Quiste solitario, asintomático, generalmente pequeño, radiolúcido, que no produce expansión de las corticales óseas y con frecuencia localizado en la región posterior de la mandíbula.

Quiste óseo aneurismático (aneurysmatic bone cyst): es considerado como una lesión pseudoquística intraósea benigna caracterizada por ser una cavidad quística expansiva que contiene sangre. Se asocia con trauma o puede ser secundario a lesión central de células gigantes o a displasia fibrosa. Es de crecimiento local agresivo y la destrucción cortical. Imagen lítica radiolúcida redondeada unilocular o multiloculada de carácter expansivo con un límite radiopaco bien definido.

Quiste óseo estático (static bone cyst): o latente de Stafne, es un pseudoquiste asintomático que se descubre casualmente, en un examen radiográfico, puede contener restos de tejido glandular o en ocasiones encontrarse vacío. Su localización más frecuente es en la región posterior de la mandíbula. Imagen unilocular y bien definida de bordes nítidos y ligeramente escleróticos con contenido hipodenso y homogéneo. Constituye un defecto en la cortical lingual mandibular.

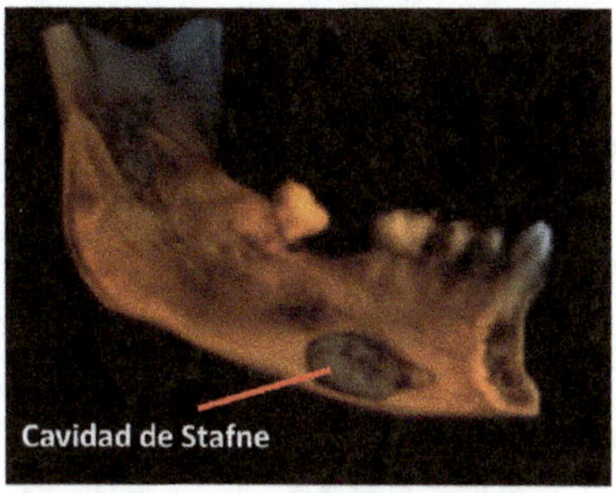

Quiste óseo simple (traumatic bone cyst): o quiste óseo solitario, traumático, idiopático o hemorrágico, es una lesión pseudoquística intraósea a contenido seroso o hemorrágico. Imagen quística radiolúcida, unilocular, con un borde festoneado contorneando las raíces de premolares y molares. También se observa en la zona anterior. Con desplazamiento de dientes vitales.

Quiste periapical inflamatorio (inflammatory periapical cyst): quiste odontogénico originado de los restos epiteliales como respuesta a un cuadro inflamatorio. Radiográficamente se observa como una lesión hipodensa de forma circular u ovalada, límites definidos y contínuos. Delimitado por una cortical hiperdensa.

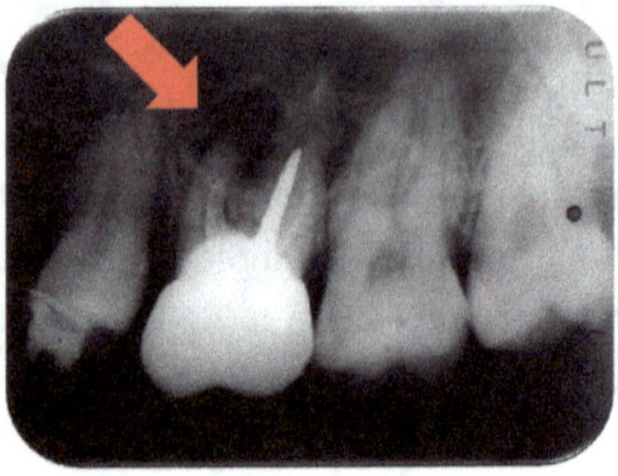

Técnica periapical. Quiste periapical crónico asociado a la raíz mesiovestibular del 1° molar superior izquierdo.

Quiste periodontal lateral (lateral periodontal cyst): quiste odontogénico de crecimiento lento derivado de la lámina dental (restos de Serres). Radiográficamente se observa como una lesión única, radiolúcida, pequeña localizada entre las raíces de dientes vitales.

R

Radiactividad: o decaimiento radiactivo es el proceso espontáneo y estocástico por el cual un núcleo inestable decae en otro que puede ser estable o inestable emitiendo una partícula o radiación electromagnética.

Radiación (radiation): emisión o transmisión de energía en forma de ondas o partículas a través del espacio o de un medio material.

Radiación artificial (artificial radiation): producida por los equipos generadores de rayos x se utiliza tanto en radiodiagnóstico como en radioterapia. Constituyen las radiaciones ionizantes artificiales y las producidas por sustancias radiactivas utilizadas tanto en ciencias de la salud como en otras áreas como la industrial, la arqueología, el arte, etc.

Radiación de fondo (background radiation): Proveniente de fuentes naturales, aporta más del 70% de la exposición a radiaciones ionizantes de la población y es inevitable. Esta constituída por los rayos cósmicos del espacio y los rastros de sustancias radioactivas presentes en toda la materia.

Radiación de fuga (radiation leak): radiación generada en el tubo de rayos X y que atraviesa la coraza del mismo, exceptuando el haz primario, producida cuando el interruptor de exposición o el temporizador no están activados.

Radiación dispersa (scattered radiation): fracción del haz primario de radiación cuya dirección y energía han sido modificadas al interactuar con la materia dispersándose en múltiples direcciones. En radiodiagnóstico con rayos X el paciente es el principal dispersor de la radiación del haz primario.

Radiobiología (radiobiology): ciencia que estudia los efectos o alteraciones producidos en los seres vivos por la exposición a la energía de las radiaciones ionizantes que al atravesar los tejidos interacciona con los átomos y moléculas perdiendo energía y ocasionando ionizaciones y excitaciones.

Radiolúcido (radiolucent): imagen radiológica oscura que corresponde a un tejido orgánico no mineralizado que tiene poco poder de absorción de la radiación x. El espacio periodontal, el canal radicular son radiolúcidos.

Radioopaco (radioopaque): imagen radiológica clara que da un tejido calcificado debido a su mayor poder de absorción de los rayos x. El esmalte es el tejido más radioopaco del organismo.

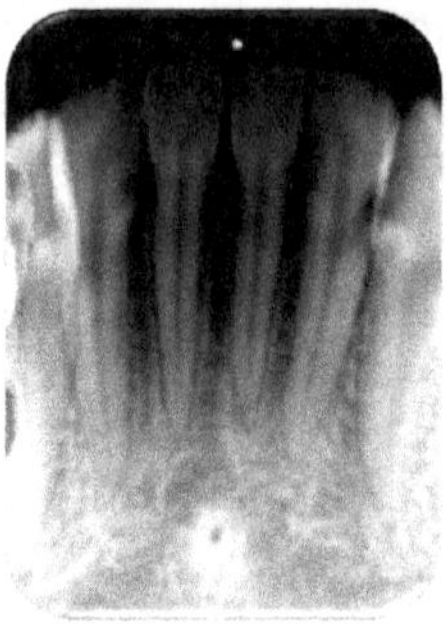

Imagen Radiológica de dientes mandibulares anteriores. Tejidos radioopacos y radiolúcidos.

Radix dentomolaris: raíz supernumeraria del primer molar inferior situada hacia Lingual (entomolaris) o hacia vestibular (paramolaris).

Rafe medio (median raphe): estructura que indica la línea de fusión de ambos procesos palatinos laterales, proceso que ocurre aproximadamente en la octava semana del desarrollo embrionario.

Raíces supernumerarias (supernumerary roots): presencia de una raíz de más en un diente teniendo en cuenta el número normal de raíces estadísticamente frecuente para cada diente.

Raíz dentaria (dental root): porción del diente que se aloja en el alveólo dentario y esta revestida por cemento.

Rango dinámico (dynamic range): cantidad de tonalidades de grises que se pueden observar en una imagen digital. Con una profundidad de conversor analógico-digital de 12 bits se pueden observar 4069 tonalidades de grises.

Raper Howard Riley (1886-1978): nació en Ohio, Estados Unidos fue un pionero en disciplinas fundamentales como la enseñanza de la odontología, la radiología y la casi desconocida hasta entonces prevención de la caries dental. Compiló sus artículos en la obra "Elementary and Dental Radiology". en 1918 creó el primer gogniómetro. Con ayuda de la firma Eastman Kodak ideó, en 1924 las películas de aleta mordible o "bite-wing" y al año siguiente desarrolló la "Técnica de Bite Wing, aleta mordible o de Raper".

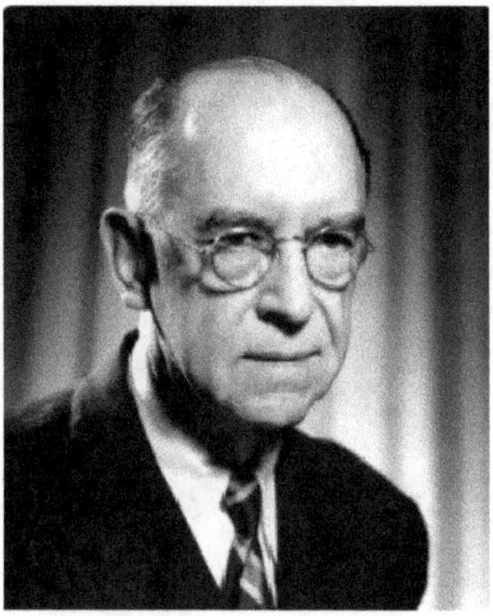

Rayos catódicos (cathode rays): consisten en una corriente de electrones en tubos de vacío. Fueron descubiertos por Julius Plücker y Johan Wilhelm Hittorf en 1859.

Reconstrucción multiplanar (multiplanar reconstruction): proceso de reconstrucción digital para obtener los cortes en tomografía computada.

Regeneración ósea (guided bone regeneration): procedimiento quirúrgico cuyo objetivo es generar hueso sano en los procesos alveolares de maxilar y mandíbula.

Resonancia magnética nuclear (magnetic resonance imaging): procedimiento imagenológico de alta resolución que emplea un campo magnético y ondas de radiofrecuencia para obtener imágenes del cuerpo sin la utilización de radiaciones ionizantes.

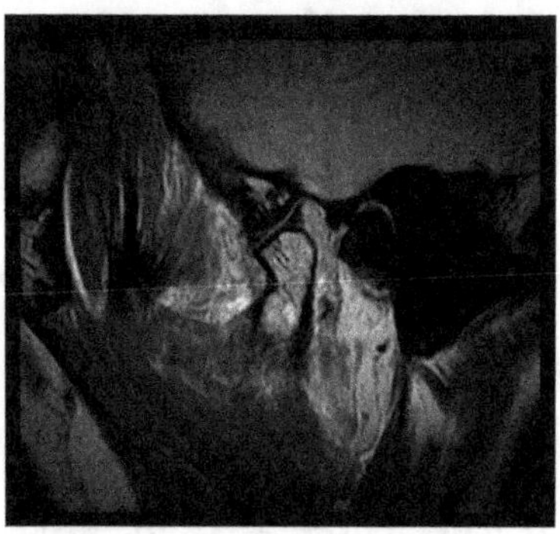

Resonancia magnética de articulación temporo-mandibular.

Resorción patológica radicular (pathological root resorption): Proceso destructivo de la raíz de un diente.

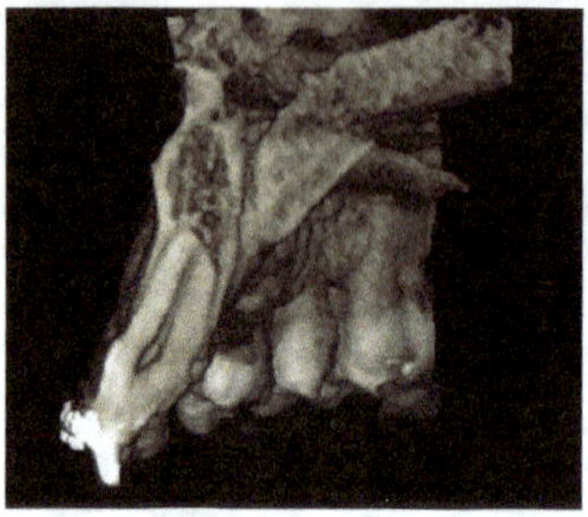

Resorción patológica de la raíz del Incisivo lateral superior izquierdo.

Restricción de dosis (dose restriction): representa una buena práctica y lo que se puede lograr razonablemente. Se utilizan en la etapa de planificación de nuevas instalaciones de equipos y actúan como niveles de investigación.

Retención dentaria (tooth retention): interrupción del proceso eruptivo quedando el diente dentro del hueso maxilar o mandibular cubierto de forma total o parcialmente por hueso.

Retención intraósea (intraosseous retention): retención de un diente completamente rodeado de hueso.

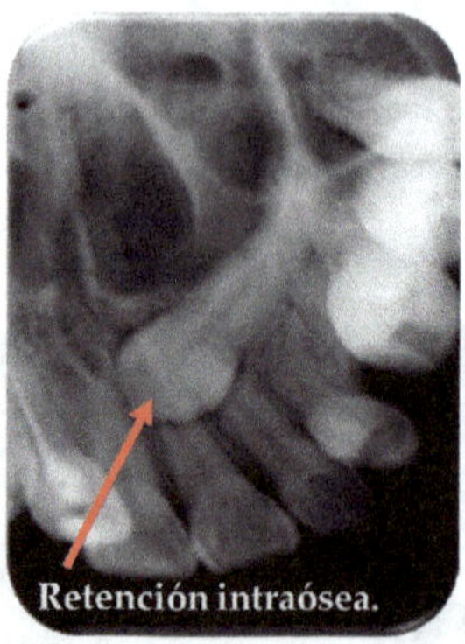

Retención intraósea.

Retención subgingival (subgingival retention): retención del diente cubierto por la mucosa gingival.

Richardson Owen Willans (1879 - 1956): físico británico nacido en Dewsbury, Yorkshire, Inglaterra. Ganador del Premio Nobel de Física en 1928 por sus estudios sobre los fenómenos termoiónicos y por el descubrimiento de la ley de Richardson. Estableció las bases de la emisión termoiónica y realizó investigaciones en los campos de la espectroscopía, la radiología y de la emisión fotoeléctrica.

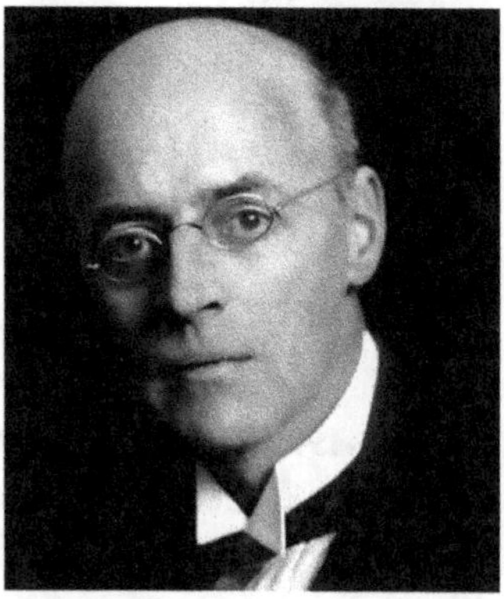

Rizoclasia (rhizoclasia): o resorción fisiológica, resorción fisiológica de la raíz de un diente temporario o decíduo que produce movilización y exfoliación del mismo, dando lugar para la erupción del diente sucesor permanente.

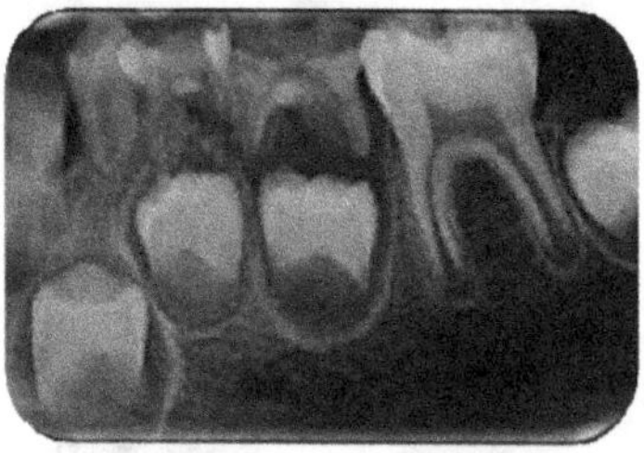

Rizoclasia fisiológica del canino, primer y segundo molar temporarios mandibulares.

Riesgo radiológico (radiological risque): probabilidad de ocurrencia de efectos estocásticos. Todo trabajador ocupacionalmente expuesto a las radiaciones ionizantes está sujeto al denominado riesgo radiológico.

Roentgen, Wilhem Conrad (1845-1923): Ingerniero y físico alemán. Nació en Lennep, Alemania. El 8 de noviembre de 1895 realiza el descubrimiento de los rayos x también llamados rayos roentgen en su honor. En 1901 recibe el premio Nobel de Física.

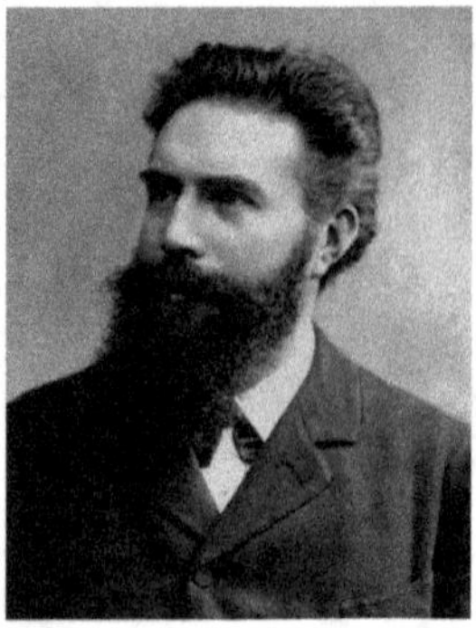

Rudimento (rudiment): parte inmadura o no diferenciada de un órgano.

Rollins William Herbert (1852-1929): Fue un científico, inventor y dentista estadounidense. Nació en Boston, Massachusetts, se le considera un pionero de la protección radiológica. Construye un fluoroscopio intraoral el cual constituye la primera unidad dental de rayos X el cual era.

Rutherford Ernest (1871-1937): físico neozelandés, estudió las partículas radiactivas y las clasificó en alfa (α), beta (β) y gamma (γ). Recibió el premio Nobel de química en 1908. Desarrolló un modelo atómico denominado de Rutherford.

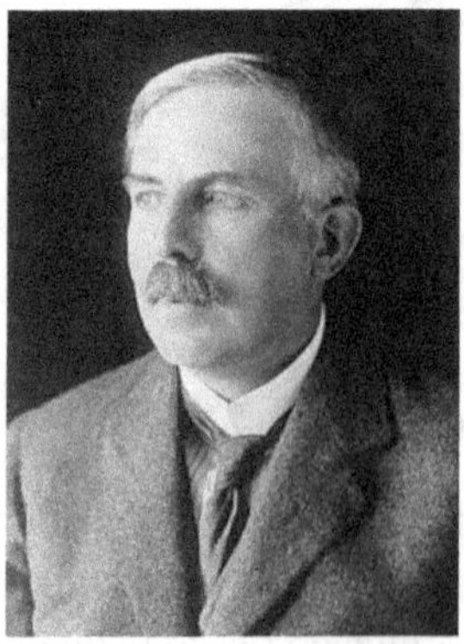

Rushton Martin A: odontólogo y patólogo inglés. Nació en 1903 y murió en 1970. Presidente de IADR en el periodo 1964-1965. Describió la línea neonatal, gran zona de hipomineralización (línea de incremento del esmalte exagerada) que se forma en el esmalte dental en el momento del nacimiento debido a que el cambio de medio afecta el metabolismo general.

S

Saco dentario (dental sac): estructura embrionaria formada por células ectomesenquimáticas que rodean a todo el germen dentario y que dará origen al periodonto de inserción.

Saliva (saliva): fluido biológico producido por las glándulas salivales mayores y menores, de crucial importancia para la salud de los tejidos orales duros y blandos

Sarro (tartar): cálculo dental. Placa bacteriana que se ha endurecido sobre los dientes por depósito de minerales. Se puede formar en el borde de las encías y debajo de ellas, irritando los tejidos gingivales.

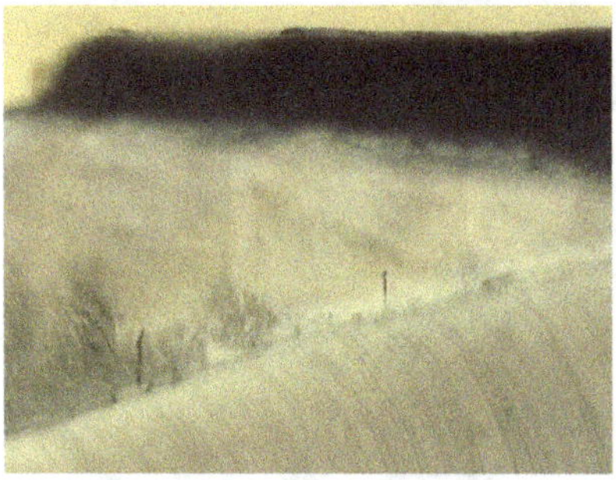

Sarro. Diente por desgaste.

Secreción (secretion): sustancia elaborada y expulsada por una glándula.

Segmentación (segmentation): proceso de dividir una imagen en objetos o partes. Existen distintas técnicas de segmentación como umbralización basada en histograma, segmentación basada en clustering, división y mezcla.

Sensor digital directo (direct digital sensor): son detectores de estado sólido como silicio amorfo o selenio amorfo en su construcción. Los detectores contienen un dispositivo de carga acoplada (CCD) o un semiconductor de óxido metálico complementario (CMOS).

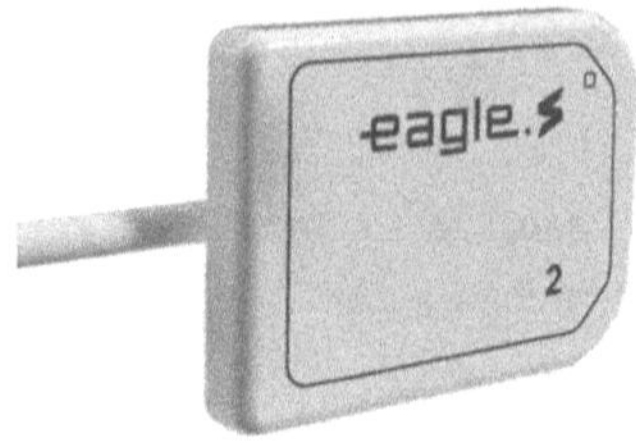

Sensor digital directo

Sensor digital indirecto (indirect digital sensor): placa de fósforo fotoestimulable que está compuesta por una base de poliéster con una capa de fósforo (fluorohaluro de bario activado con europio) en una cara. Tras la exposición, el sensor se escanea en un lector laser para mostrar la imagen en un monitor.

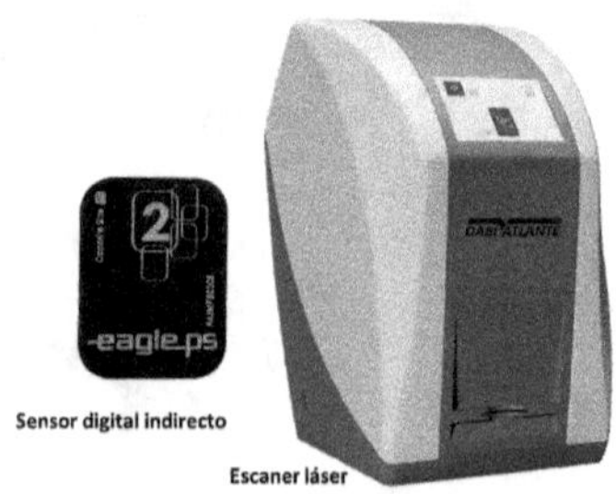

Sharpey, William: anatomista y fisiólogo escocés que nació en 1802 y murió en 1880. Las fibras colágenas perforantes que penetran en el hueso llevan su nombre **(epónimo)**.

Sialoadenitis (sialoadenitis): inflamación aguda o crónica de las glándulas salivales mayores.

Sialografía (sialography): técnica radiográfica extraoral para evaluar las glándulas salivales y la permeabilidad del sistema de conductos o el drenaje de la saliva en la boca a través de los conductos intralobulares y extralobulares de las glándulas salivales mayores. Se inyecta un material de contraste que permite el estudio y la evaluación de la anatomía, topografía y morfología del sistema ductal de las glándulas parótidas y submandibulares no así de las glándulas sublinguales y salivales menores.

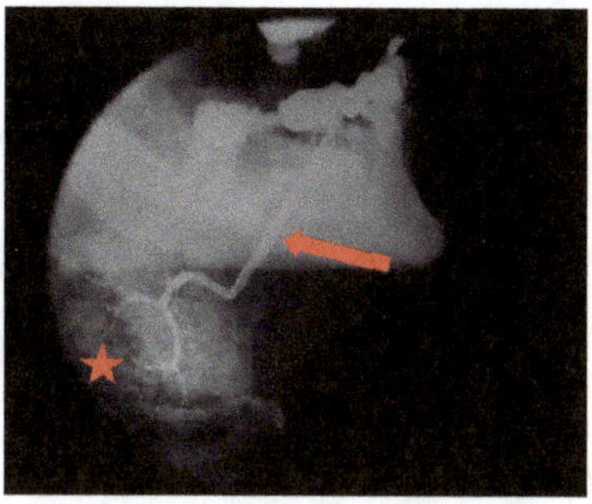

Sialografía de la glándula submandibular.

Sialolitiasis (sialolithiasis): o litiasis de las glándulas salivales es la formación de cálculos salivales que obstruyen la salida de la saliva a la cavidad oral causando dolor, inflamación y a veces infección.

Sialolito (sialolith): formación de concreciones cálcicas a partir de sales minerales de la saliva que se ubican principalmente en los conductos excretores de estas glándulas.

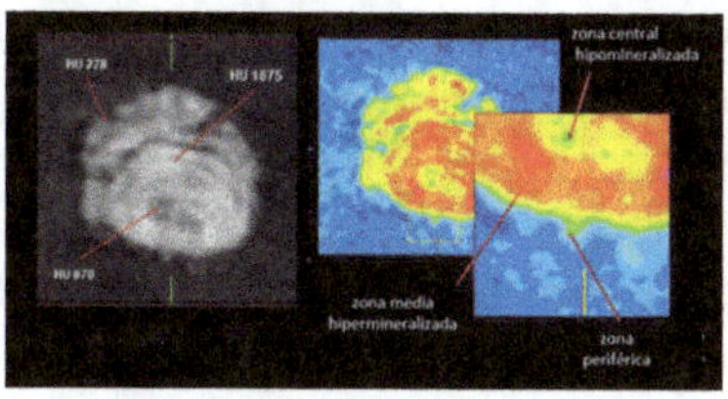

Tomografía computada. Sialolito.

Sialoproteína de la dentina (dentin sialoprotein): glucoproteína original de la dentina.

Sindrome de Sjögreng (Sjögren síndrome): enfermedad autoinmune que afecta las glándulas salivales y lagrimales, sus síntomas principales son sequedad de boca y ojos.

Sinostosis (synostosis): fusión de las raíces de un diente multirradicular.

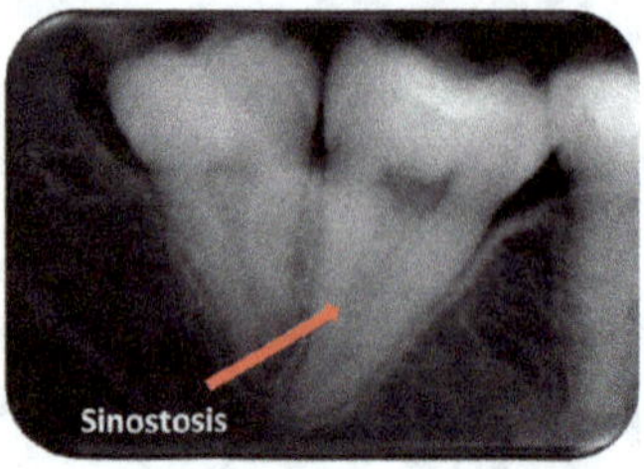

Sistema (system): término que engloba a células que comparten la misma función, pero se localizan en diferentes sitios anatómicos y al conjunto de órganos que cumplen funciones similares.

Sistema oral (oral system): sistema estomatognático. Porción inicial del sistema digestivo con importantes funciones relacionadas con la nutrición, la respiración y la relación del individuo con el ambiente. Constituido por los dientes y el periodonto, glándulas salivales, mucosa oral bucal, lengua, tonsilas, huesos, músculos, ligamentos y articulación temporomandibular.

Sistema fibrilar extrínseco (extrinsic fibrillar system): fibras colágenas elaboradas por los fibroblastos periodontales que se insertan perpendicularmente en el cemento constituyendo las fibras perforantes. Son las fibras principales del ligamento periodontal.

Sistema fibrilar intrínseco (intrinsic fibrillar system): fibras colágenas elaboradas por los cementoblastos y que se disponen paralelas al eje mayor del cemento.

Sistema masticatorio (masticatory system): sistema preparado para generar fuerzas y absorberlas, con un fin determinado, la masticación y la deglución. Sus cuatro componentes, los músculos masticatorios y su inervación; la articulación temporo-mandibular; los dientes; y el periodonto interactúan logrando un equilibrio.

Sistema de numeración Binario (binary code): o código binario es un sistema numérico que es utilizado para representar datos, textos, imágenes o simplemente para procesar instrucciones en una computadora o en cualquier dispositivo informático.

Sistema operativo (Operating system): programa (software) que se inicia al encender un sistema informático y se encarga de gestionar todos los recursos del sistema tanto del hardware como del software permitiendo así la comunicación entre el usuario y el ordenador.

Sistema canalículo-lacunar (canalicule-lacunar system): sistema de microcirculación ósea que permite el flujo intercelular de oxígeno, de nutrientes, metabolitos y hormonas.

Sistemas de laminillas intersticialess (interstitial lamellae systems): sistemas localizados entre los osteones compuestos por fragmentos de laminillas óseas que representan restos de osteones destruidos durante el crecimiento y remodelación ósea.

Software: componente lógico o conjunto de programas que se pueden ejecutar en un sistema informático.

Software de imágenes médicas (medical imaging software): programa que permite la visualización de imágenes en formato denominado Dicom o archivo Dicom. Existen diferentes softwares de imágenes que poseen herramientas para el post-procesado de los cortes tomográficos y los renderizados 3D.

Spin: movimiento de giro de los protones de Hidrógeno sobre su eje lo que genera una fuerza magnética o campo magnético.

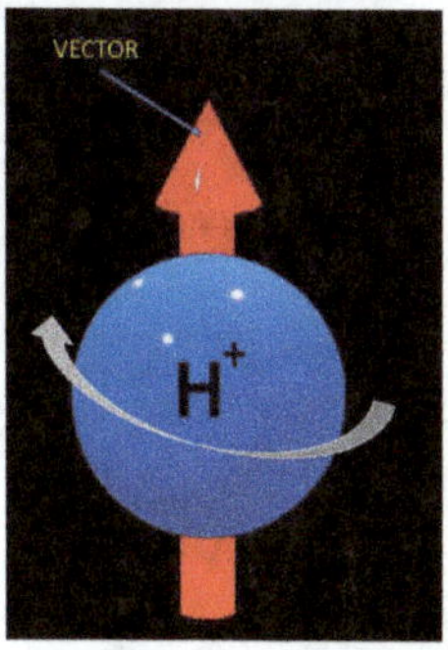

Spin del átomo de Hidrógeno.

Stensen, Niels (Stenon): médico anatomista y científico danés del siglo XVII nacido en Copenaghe en enero de 1638 y muerto en Schwerin en 1686. Estudió medicina siendo su preceptor Thomas Bartholin. Descubrió el conducto parotídeo cuyo **epónimo** lleva su nombre.

Submandibular (submandibular gland): glándula salival mixta seromucosa.

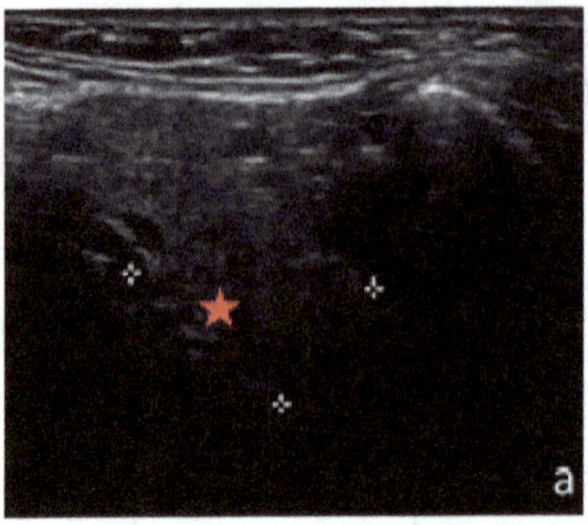

Ecografía de glándula submandibular lado derecho.

Sublingual (sublingual gland): glándula salival que presenta una estructura mixta de tipo mucoseroso, formada por una glándula principal y varias más pequeñas.

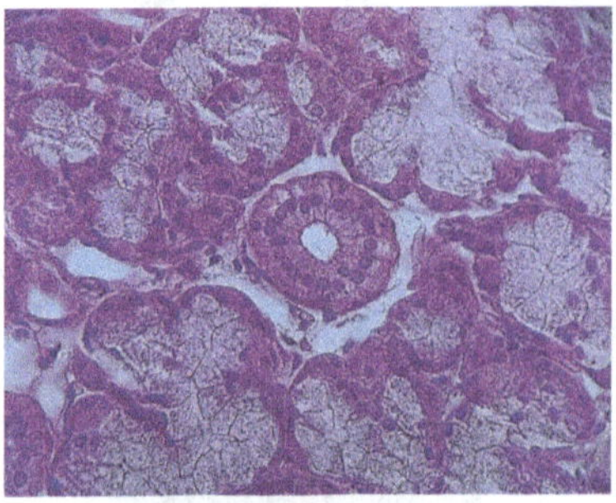

Sublingual. H/E.

Surco gingival (gingival sulcus): cavidad virtual en forma de V que a manera de anillo rodea el cuello del diente, determinando así el límite de la corona clínica. Sus límites son el esmalte por su parte interna, el epitelio del surco gingival por su parte externa y el epitelio de unión por apical.

Surco marginal (marginal groove): surco que separa la encía marginal de la encía alveolar y qu se localiza a la altura del límite entre el emalte y el cemento.

Surcos (sulcus): hendiduras largas y estrechas localizadas entre dos cúspides o tubérculos.

Surcos faríngeos (pharyngeal grooves): separaciones en forma de hendidura en la cara externa de los arcos faríngeos.

T

Tabique interdentario (interdental septum): porción de hueso alveolar que separa raíces de distintos dientes. Tabique interproximal.

Tabique interradicular (interradicular septum): porción del hueso alveolar que separa las raíces del mismo diente.

Tabla lingual (lingual plate): una de las paredes de los alvéolos que alojan las raíces dentarias. Tipo de pared ósea de los alvéolos.

Tabla palatina (palatine plate): una de las paredes de los alvéolos que alojan las raíces dentarias. Tipo de pared ósea de los alvéolos.

Tabla vestibular (vestibular plate): una de las paredes de los alvéolos que alojan las raíces dentarias. Tipo de pared ósea de los alvéolos.

Taurodontismo (taurodontism): anomalía de forma y volumen poco frecuente. Es un diente prismático con raíz en forma de prisma, presenta una cámara pulpar grande y cuernos pulpares prominentes. Puede presentar distintos grados: hipotaurodontismo, mesotaurodontismo e hipertaurodontismo.

Técnica radiológica intraoral (intraoral radiological procedure): método radiológico en odontología en el cual el receptor de imagen se ubica dentro de la cavidad oral.

Técnica radiológica extraoral (extraoral radiological procedure): método radiológico en odontología en el cual el receptor de imagen se ubica fuera de la cavidad oral.

Técnica de bisectal (bisecting angle technique): o técnica de cilindro corto es una técnica radiológica intraoral periapical que se basa en el teorema de Cieszinsky para formar una imagen del diente y su periápice.

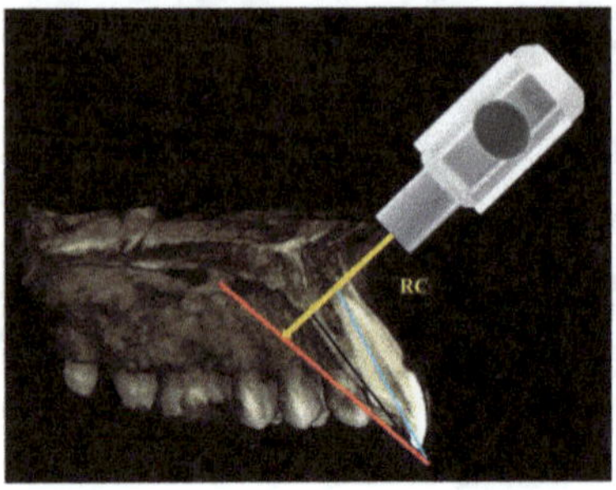

Técnica de paralelismo (parallelism technique): también conocida como técnica de cilíndro largo es una técnica intraoral periapical que se basa en los principios de óptica geométrica para la formación de imágenes con isometría e isomorfismo del diente y su periapice.

Técnica de bite-wing (bite-wing technique): o técnica de aleta de mordida es una técnica intraoral coronal que permite obtener imágenes de la corona y del tercio cervical radicular de los dientes de ambas arcadas en una misma imagen.

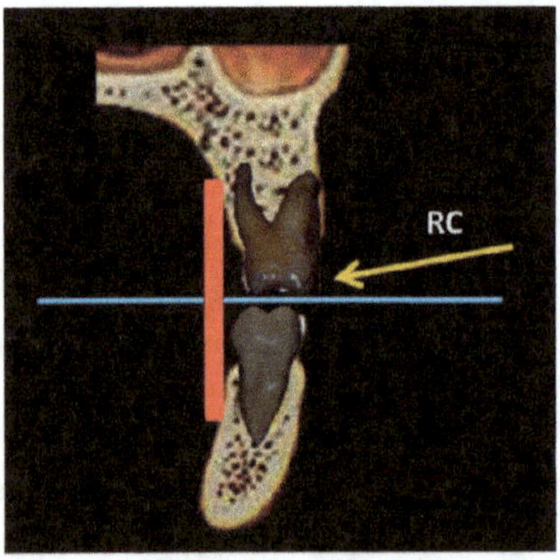

Técnica oclusal (oclussal technique): técnica en la cual el receptor de imagen asienta su cara activa en las caras oclusales de los dientes del maxilar a registrar.

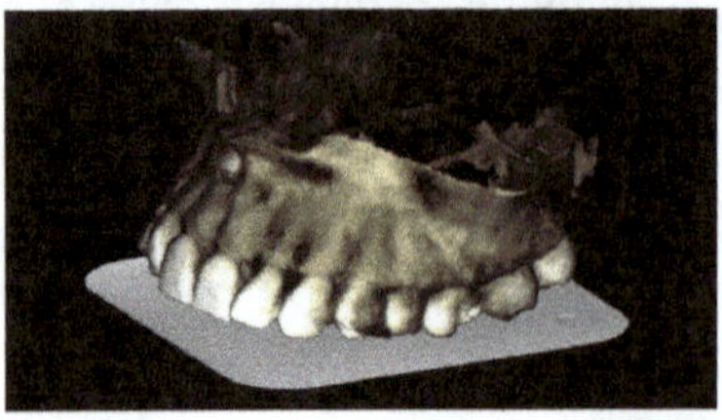

Tejido complejo (complex tissue): el que presenta dos o más tipos celulares, con funciones diferentes.

Tejido conectivo (connective tissue): tejido vascularizado e inervado, soporte metabólico y mecánico de otros tejidos, formado por células separadas por abundante sustancia intercelular compuesta por fibras y sustancia fundamental.

Tejido epitelial (epithelial tissue): tejido avascular y aneural formado por células muy próximas entre sí, que cubre las superficies del cuerpo, tubos y cavidades.

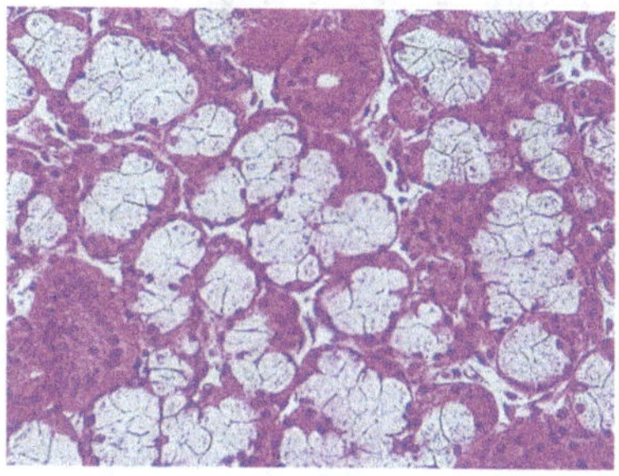

Tejido epitelial. Epitelio glandular. H/E.

Tejido óseo (bone tissue): variedad de tejido conectivo que presenta sus constituyentes extracelulares mineralizados. Se clasifica macroscópicamente en compacto y esponjoso e histológicamente en fscicular (inmaduro) y laminar (maduro).

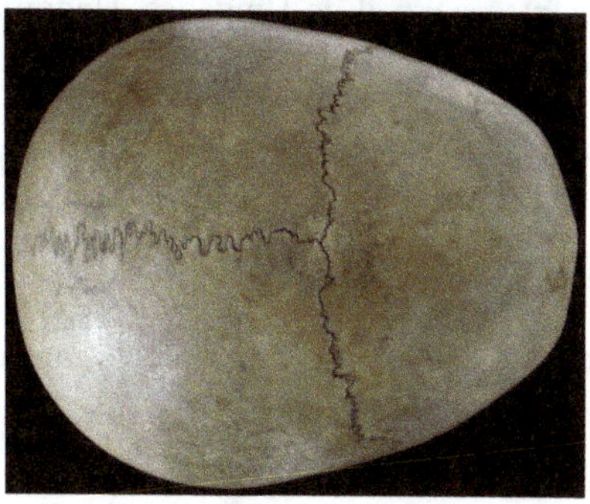

Tejido óseo. Bóveda craneal

Tejido óseo compacto (compact bone tissue): tejido óseo de aspecto macizo y continuo, formado por laminillas óseas que se disponen conformando sistemas, como se observa en la diáfisis de los huesos largos.

Tejido óseo esponjoso (cancellous bone tissue): tejido óseo constituido por un retículo tridimensional de espículas óseas o trabéculas que delimitan un sistema laberíntico de cavidades ocupadas por médula ósea.

Tejido óseo fascicular (fascicular bone tissue): tejido óseo inmaduro muy celular, con fibras colágenas que forman haces con disposición irregular (plexos), con menor grado de mineralización que el tejido óseo laminar (maduro). Se forma durante el desarrollo fetal y en la reparación ósea.

Tejido óseo laminar (lamellar bone tissue): tejido óseo maduro, con alto grado de organización, cuyas células se ubican en o entre capas de matriz mineralizada (laminillas óseas).

Tejidos (tissues): motivo de estudio de la Histología. Células agrupadas en una organización específica de acuerdo a sus caracteres de forma, estructura, actividad funcional y estado físico-químico.

Tensión eléctrica (electrical tension): o voltaje es una magnitud física que cuantifica la diferencia de potencial eléctrico existente entre dos puntos dentro de un circuito de flujo de cargas. También se puede definir como el trabajo por unidad de carga ejercido por un campo eléctrico sobre una partícula cargada para moverla entre dos posiciones determinadas. El voltio (V) es la unidad de voltaje en el Sistema Internacional de Unidades. Un toma corriente en una casa en Argentina y en la mayoría de los países sudamericanos tiene 220 V.

Teorías de la caries (theory of caries): diferentes teorías (inespecífica, específica, hipótesis ecológica, etc) que explican cómo se desarrolla la caries en el transcurso de los años y en base a investigaciones cada vez más profundas.

Terapia radiante (x-ray therapy): terapia con radiación cuyo objetivo es erradicar el tejido neoplásico blanco ¨target¨ o paliar síntomas en el paciente. El propósito de toda terapia con radiación es optimizar la relación entre la probabilidad de controlar el tumor y las complicaciones en el tejido normal.

Teratología (teratology): ciencia que estudia la etiología, los mecanismos y patrones del desarrollo embrionario anormal.

Teratógeno (teratogen): agente que produce o incrementa la frecuencia de anomalías congénitas.

Tercer molar retenido (unerupted third molar): tercer molar maxilar o mandibular que con mayor frecuencia sufre la interrupción total o parcial de su proceso de erupción quedando parcial o totalmente cubierto por hueso.

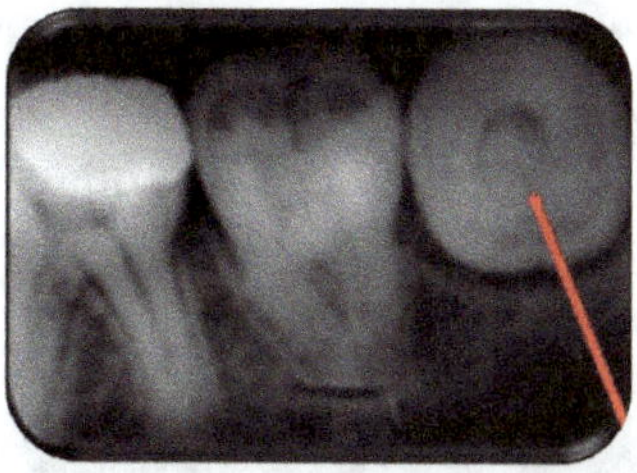

Tercer molar retenido

Termoluminiscencia (thermoluminescence): es la emisión de luz de un material aislante o un semiconductor después de una previa absorción de la energía excitante, procedente de un agente excitante como luz UV, rayos X, rayos gamma, entre otros.

Tomes, John –Sir-: cirujano dental inglés nacido en 1815 y muerto en 1895 que estudió el proceso dentinoblástico dentro del canalículo dentinario. En el año 1848 identificó la dentina pericanalicular y las neurofibras amielínicas de de la pulpa periférica.

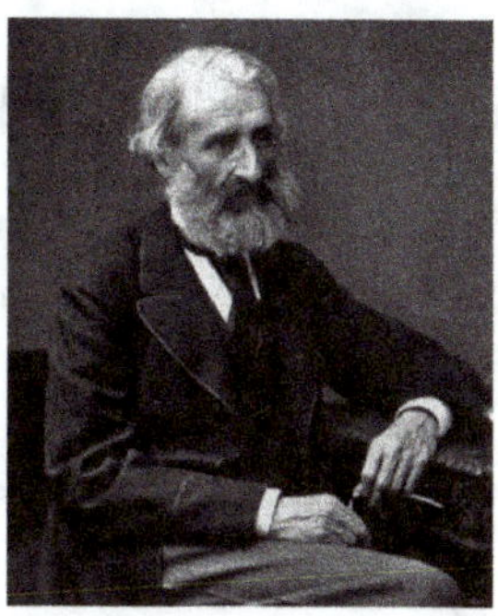

Tomografía computada (computed tomography): también conocida como escaner es una técnica de imagen que utiliza radiación X para obtener cortes o secciones de objetos anatómicos con fines diagnósticos a través de métodos digitales que emplean algoritmos matemáticos. creada y desarrollada por sir Godfrey Hounsfield en el año 1972

Tomografía axial computada (axial computed tomography): Tomografía computada que emplea un haz estrecho en abanico para obtener cortes y reconstrucciones 3D.

Tomografía Computada de haz cónico (cone beam computed tomography: Tomografía computada que emplea un haz cónicco de radiación pulsado de alto Kilovoltaje. Permite obtener información tridimensional del esqueleto bucomáxilofacial incluyendo los dientes y tejidos adyacentes. Existen campos de visión que permiten visualizar todo el craneo.

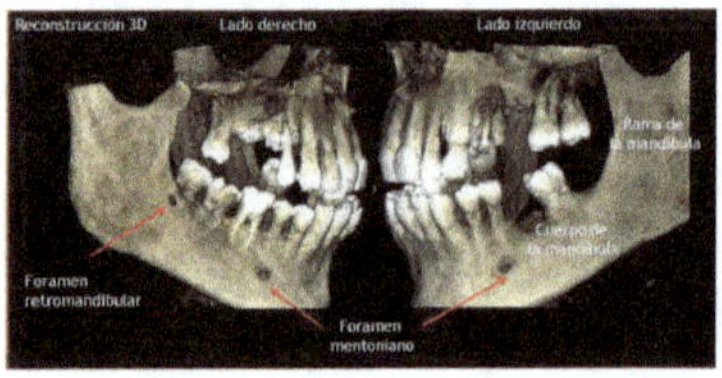

Tomografía computada Cone Beam de maxilar y mandíbula.

Tomografía computada con detectores múltiples (multislice computed tomography: escáneres modernos de tomografía computada que emplean arreglos con múltiples filas de detectores que permiten un escaneo rápido y una cobertura de escaneo más amplia. Tienen detectores múltiples con una fuente de rayos x única o dual.

Tomografía lineal (lineal tomography): Consiste en la visualización preferencial de un plano de un volumen a estudiar haciendo borrosas todas las estructuras situadas por delante y por detrás de dicho plano. La fuente de rayos X se mueve en una dirección, mientras el receptor de imagen se mueve en dirección opuesta.

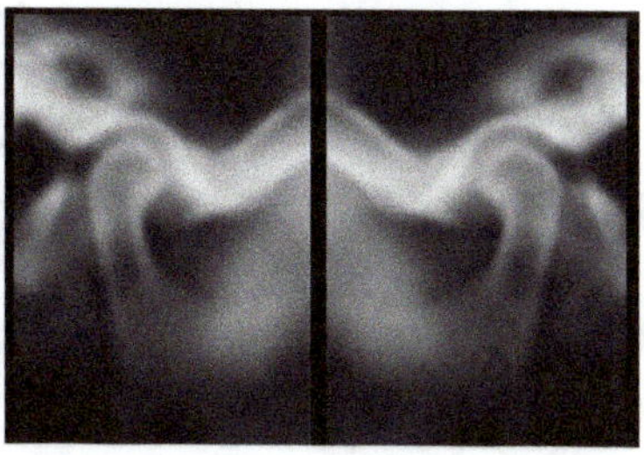

Tomografía lineal de ATM.

Tomografía por emisión de positrones (positron emission tomography): se basa en la utilización de radionucleidos emisores de positrones y en la detección de la radiación de fotones que se produce cuando estas partículas interaccionan con electrones del medio. En la PET se detecta la radiación ϒ emitida como resultado de la destrucción de dos masas electrónicas (electrón-positrón).

Tonsilas (tonsils): órganos formados por conglomerados de nódulos linfoides que ocupan áreas bastante delimitadas, en el tejido conectivo de la mucosa bucofaríngea. Pueden ser linguales, palatinas o faríngeas.

Tonsilolito (tonsilolith): son concreciones calcificadas en las criptas de las amígdalas palatinas o en las zonas periamigdalinas. En las imágenes radiográficas se pueden observar cómo imágenes calcificadas hiperdensas inespecíficas en el área amigdalina.

Torus mandibular (mandibular torus): exostosis que se produce en la cara interna o lingual de la región de premolares mandibulares. En general es bilateral, de consistencia pétrea, forma lobulada o nodular y tiene un tamaño variado.

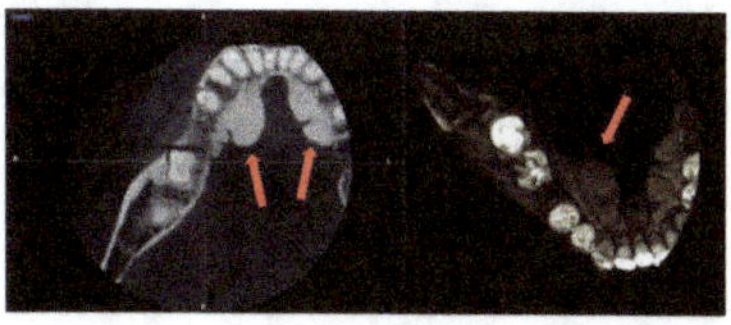

Tomografía computada Cone Beam. Corte axial y renderizado 3D. Torus mandibular bilateral.

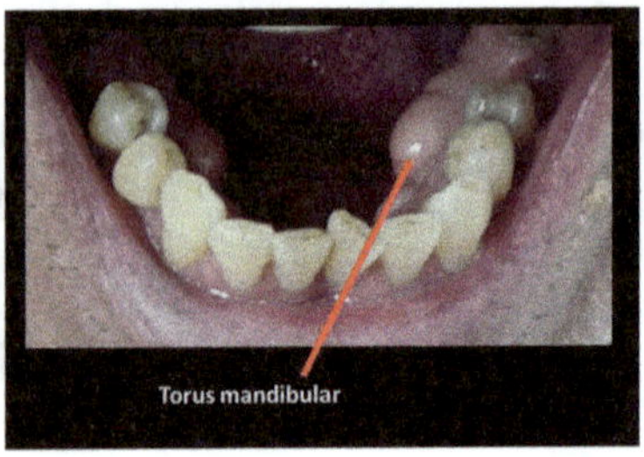

Torus mandibular.

Torus palatino (torus palatinus): exostosis que se produce en el hueso maxilar. Protuberancia ósea hiperplásica de tipo exofítica que se ubica en la línea media del paladar duro. De consistencia pétrea, forma lobulada o nodular y tiene un tamaño variado.

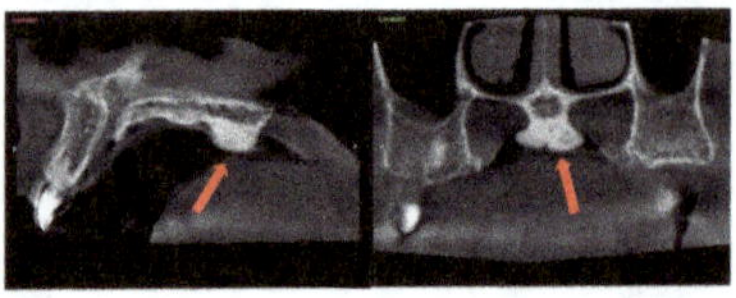

Tomografía computada Cone Beam. Corte sagital y coronal. Torus maxilar.

Trabéculas (trabeculae): forma concéntrica de disposición de las laminillas óseas en el hueso esponjoso. Las trabéculas óseas forman una red tridimensional. Radiográficamente se observan como imágenes hiperdensas.

Trabéculas primarias (trabeculae primary): trabéculas de matriz cartilaginosa calcificada, muy basófilas, que se observan en el proceso de osificación endocondral. Trabécula cartilaginosa.

Trabéculas secundarias (trabeculae secondary): trabécula primaria sobre la que se deposita osteoide que luego se mineraliza (eosinófilo) en el proceso de osificación endocondral. Trabécula mixta.

Trabéculas terciarias (trabeculae tertiary): trabécula resultante de la erosión de las trabéculas secundarias por parte de los osteoclastos en el proceso de osificación endocondral, quedando sólo la porción ósea eosinófila. Trabécula ósea.

Transductor piezoeléctrico (piezoelectric transducer): dispositivo que basa su funcionamiento en el proceso de transducción piezoeléctrica o fenómeno de la piezoelectricidad.

Transductor ultrasónico (Ultrasound Transducer): dispositivo capaz de transformar o convertir la energía eléctrica en mecánica y viceversa, a partir del efecto piezoeléctrico que es la propiedad que tienen algunos materiales cristalinos y cerámicos de expandirse o contraerse bajo el efecto de campos eléctricos variables.

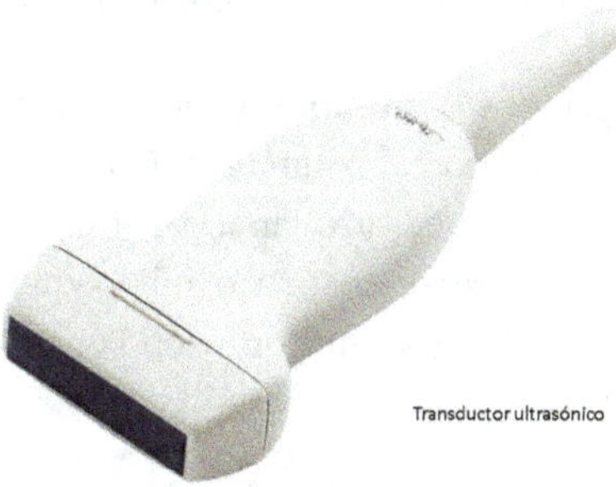

Transductor ultrasónico

Transposición dentaria (dental transposition): cambio recíproco en el sitio de erupción de dos dientes contiguos con similar cronología de la erupción, afecta comúnmente al canino y al primer premolar superior.

Tubo coolidge (coolidge tube): o radiógeno, es la parte esencial de un aparato generador de rayos x. Es un bulbo o ampolla al alto vacío de vidrio pirex borosilicatado, contiene dos electrodos enfrentados y se utiliza para producir rayos x artificialmente.

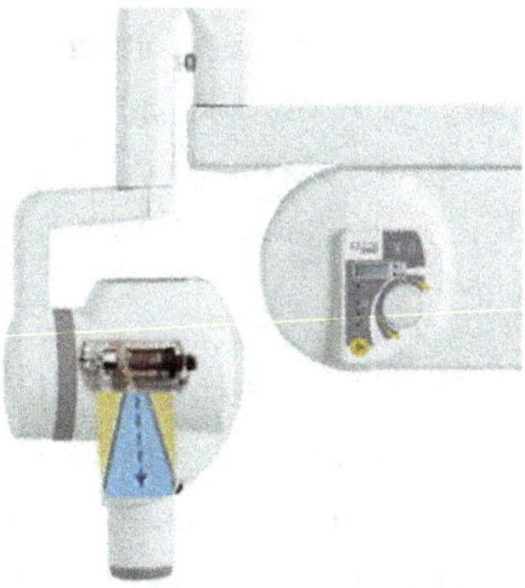

Cabezal del aparato radiógeno. En su interior se encuentra el tubo coolidge.

Tubo de rayos catódicos (cathode-ray tube): o tubo catódico es un dispositivo que permite visualizar imágenes mediante un haz de rayos catódicos constantemente dirigido contra una pantalla electroluminiscente. Fue inventado en 1897 por Braun Carl Ferdinand.

Tumor dentinogenético de células fantasmas (dentinogenic ghost cell tumor): rara neoplasia clasificada como una variante sólida del quiste odontogénico calcificante, definida como una neoplasia localmente invasiva de epitelio odontogénico con una morfología bifásica de crecimiento; que consiste en una proliferación de islas ameloblastomatosas con queratinización aberrante en forma de células fantasma, coexistiendo con displasia dentinaria.

Tumores odontogénicos (odontogenic tumours): comprenden aproximadamente el 1% de todos los tumores de la cavidad bucal y constituyen un grupo de neoplasias que se desarrollan a partir de los componentes epitelial, mesenquimatico y/o ectomesenquimatico o mixto que son o fueron parte del proceso de odontogénesis. La gran mayoría son benignos y sólo 5 % presentan características malignas.

Tumor odontogénico adenomatoide (adenomatoid odontogenic tumour): tumor intraóseo (97%), de crecimiento lento y progresivo, bien circunscripto de epitelio odontogénico con presencia de estructuras canaliculares. Constituido por epitelio en remolinos y patrones ductales entremezclados con calcificaciones esféricas. Radiográficamente se presenta como una imagen hipodensa unilocular de tamaño variable de 1 a 3 cm, forma circular, límites definidos y lisos que contiene áreas calcificadas. Rodea la corona de un diente retenido (75%).

Tumor odontogénico escamoso (squamous odontogenic tumor): tumor infiltrativo localmente consistente en islas de epitelio escamoso bien diferenciado en un estroma fibroso. Contiene comúnmente microquistes y calcificaciones. Radiográficamente se presenta como lesiones pequeñas hipodensas uniloculares de forma ovalada o triangular entre las raíces de dientes adyacentes, sin resorción radicular. Las lesiones grandes son multiloculares y tienen bordes borrosos.

Tumor odontogénico epitelial calcificante (Calcifying epithelial odontogenic tumor): neoplasia epitelial localmente agresiva, intraósea, de crecimiento lento, expansivo y asintomático, invasora caracterizada por estructuras intraepiteliales de naturaleza amiloide. Radiográficamente presenta una imagen hipodensa multilocular o unilocular difusa de bordes irregulares, dentellados, mal definidos lo que refleja un comportamiento agresivo. En la mayoría de los casos asociado a un diente retenido. Se observa presencia de masas calcificadas próximas hiperdensas de aspecto y forma variable por lo general próximas a la corona del diente retenido.

Tumor odontogénico queratoquístico (keratocystic odontogenic tumor): tumor odontogénico benigno intraóseo de potencial comportamiento agresivo. Puede ser solitario o múltiple (síndrome névico basocelular o de Gorlin - Goltz). Posee un notable potencial de crecimiento y puede alcanzar gran tamaño produciendo destrucción ósea masiva. Radiográficamente se presenta como una lesión hipodensa solitaria bien definida, pequeña oval o esférica o extensa con bordes festoneados que ocupa cuerpo, ángulo y rama mandibulares. Desplaza dientes adyacentes. A veces se presenta como lesión hipodensa multilocular bien definida, aunque puede ser difusa en algunos sectores.

Tumores de glándulas salivales (salivary tumors): grupo de tumores de glándulas salivales heterogéneo con la mayor variabilidad histológica, citológica y estructural en patología neoplásica humana. Representan menos del 2% de todas las neoplasias humanas y alrededor del 3% de los tumores de cabeza y cuello.

U

Unidad de exposición (exposure unit): exposición producida por un haz de radiación X o gamma, que absorbida en 1 cm3 de aire seco (0,001293 gramos de peso) y en condiciones normales (Temperatura de 0° C y presión de 760 mm Hg) produce, por ionización, la liberación de una unidad electrostática de carga (1 u.e.c.). Se mide en Coulomb por Kg.

Unidades Housfield (Hounsfield units): números de tomografía computada que representan la densidad de los tejidos en una escala donde al agua destilada en condiciones normales de presión y temperatura le corresponden 0 Unidades Housfield, -1000 para el aire y +1000 para el hueso cortical.

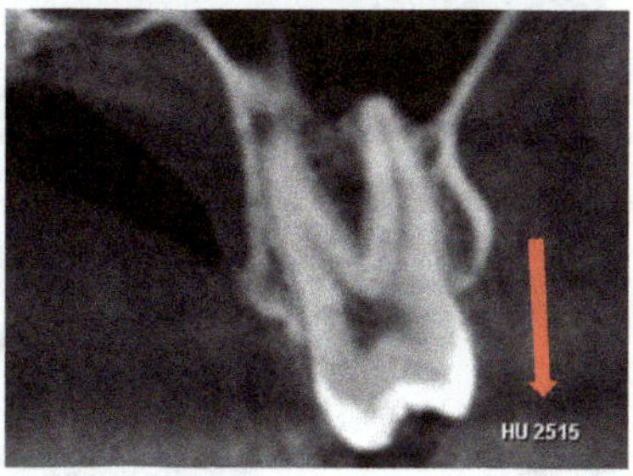

Tomografía computada cone beam. HU del esmalte dentario.

Unidades de radiación: unidades empleadas para medir la dosis de radiación y la exposición.

Unión amelodentinaria: unión ondulada entre esmalte y dentina coronaria.

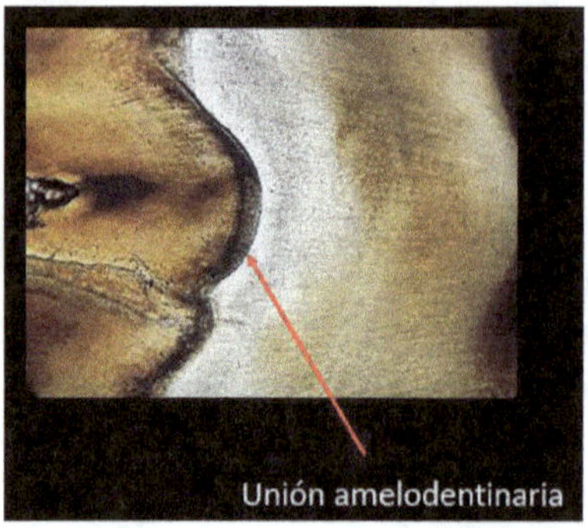

Unión amelodentinaria. Diente por desgaste.

Unión amelocementaria: relación entre esmalte y cemento en el cuello anatómico del diente.

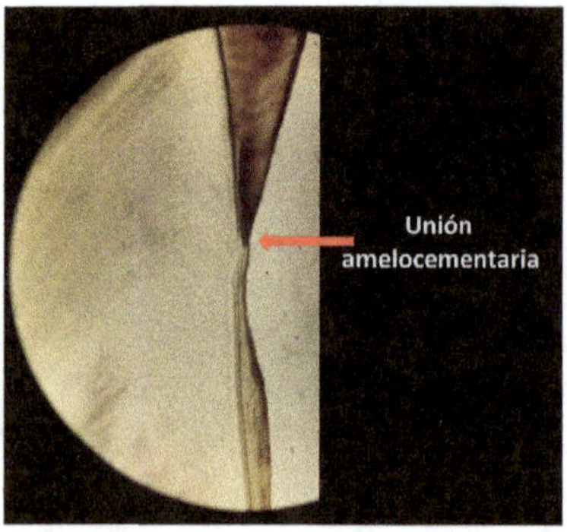

Unión amelocementaria. Diente por desgaste.

V

Vaina epitelial de la raíz del diente (epithelial sheath of the tooth root):

epónimo: vaina de Hertwig. Estructura que guía y modela la formación de las raíces dentarias. Surge a partir del asa cervical.

V lingual (lingual V): surco de la lengua en forma de V que delimita la parte anterior de la lengua que proviene del primer arco faríngeo de la parte posterior que proviene de los otros arcos.

Vesículas matriciales (matrix vesicles): elementos vesículares con sales de fosfato de calcio originadas por el osteoblasto y que aparecen en el tejido óseo donde se inicia la calcificación, con actividad de fosfatasa alcalina.

Vestibular (buccal): cara del diente que da hacia el vestíbulo bucal.

Vestíbulo bucal (oral vestibule): hendidura estrecha en herradura localizada por fuera de las arcadas alveolares y dentarias.

Visualizador (viewer): programa o software de aplicación de archivos Dicom que permite la visualización y análisis de imágenes medicas.

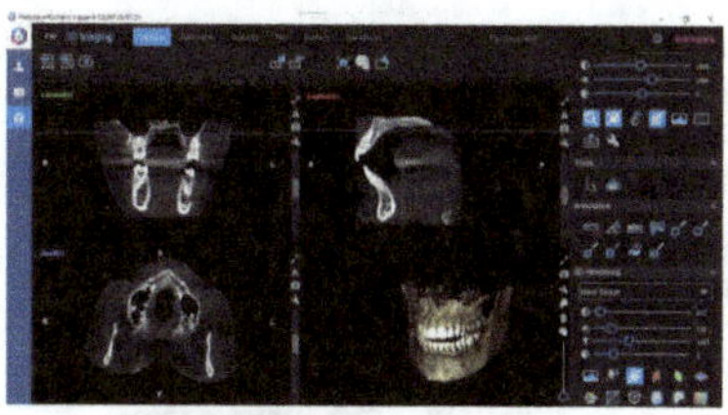

Viewer Romexis 6.0.

Volkmann, Alfred Wilhelm: fisiologo, anatomista y filósofo alemán que nació en 1801 y murió en abril de 1877. Los canales óseos transversos llevan su nombre.

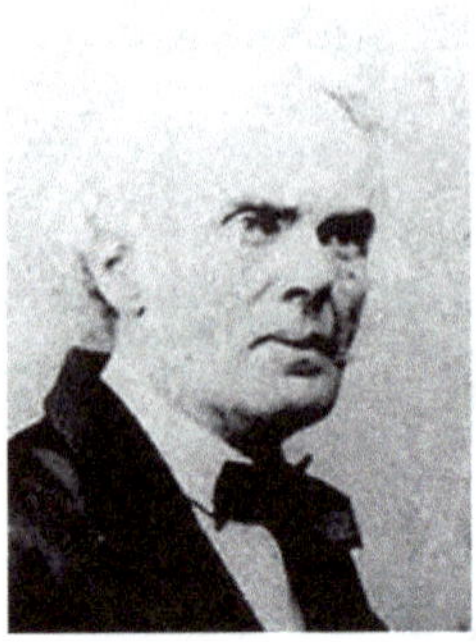

Velocidad de propagación: espacio recorrido por una onda electromagnética en la unidad de tiempo. Se considera constante. Todas las ondas electromagnéticas se propagan en el vacío, se considera que en el aire también, a la velocidad de la luz (300.000.000 m/s).

Vigilancia Radiológica: sistema que permite recibir y evaluar la información relativa a la exposición ocupacional de los trabajadores controlados por dosimetría personal externa para entre otros aspectos, mantener el registro de las dosis de esta población, identificar tendencias, verificar el cumplimiento de los límites de dosis y realizar comparaciones entre distintos grupos y prácticas.

Víscerocráneo (viscerocranium): estructura embriológica que da origen a los arcos faríngeos.

Volta Alessandro Giuseppe Antonio Anastasio (1745-1827): químico y físico italiano. Nació en Lombardía, Italia. Famoso por el descubrimiento del metano en 1776 y la invención y desarrollo de la pila eléctrica en 1799. La unidad de fuerza electromotriz del Sistema Internacional de Unidades lleva su nombre en su honor desde 1881.

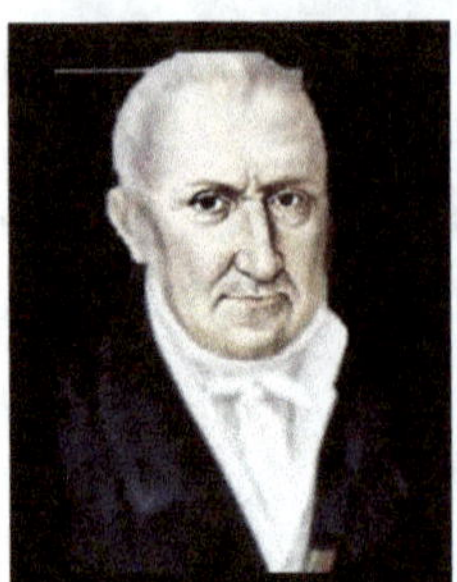

Voltio (volt): Unidad de tensión eléctrica que representa la diferencia de potencial a lo largo de un conductor cuando una corriente de un amperio consume un vatio de potencia. 1 voltio es igual a 1 W/A. Recibe su nombre en honor a Alessandro Volta.

Voxel (voxel): mínima unidad procesable de una imagen tridimensional (3D). Unidad cúbica que compone un objeto tridimensional.

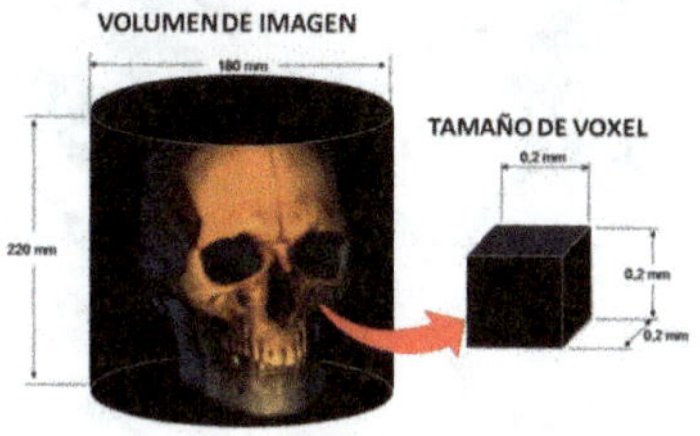

von Ebner, Anton Gilbert: anatomista e histólogo austríaco, nativo de Bregenz nació en febrero de 1842, falleció en marzo de 1925. Trabajó en el área de la botánica y la zoología. Recordado por diferentes estructuras que llevan su nombre, entre ellas las glándulas linguales posteriores serosas **(epónimo: glándulas de von Ebner)**. Dos estructuras se conocen con su nombre **(epónimo)**: glándulas linguales, líneas de incremento de la dentina.

von Korff, Karl: anatomista e histólogo alemán nacido en 1867 y fallecido en 1941. En 1905 describió las "fibras de Korff" (epónimo) "Korff fibers", que desde la periferia de la pulpa pasan a la dentina.

Walkhoff, Frederic Otto (1860-1934): Odontólogo y profesor de la Universidad de Braunshweig, Alemania. Realizó en diciembre de 1895 con la ayuda de Fritz Giesel la primera radiografía dental empleando 25 minutos de exposición.

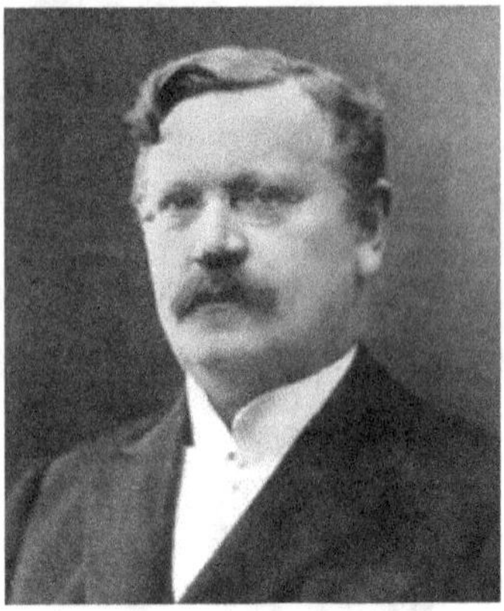

W

Watt (W): Unidad de potencia. Es la cantidad de energía liberada o absorbida por unidad de tiempo. Equivale a un joule por segundo.

Waldeyer, Wilhelm: médico alemán alumno de Henle, nació en 1837 y falleció en 1921. Realizó investigaciones sobre el cáncer y describió el anillo linfoide conformado por las tonsilas presentes en la cavidad oral. Acuñó el nombre de cromosoma y le dio el nombre de nurona a la célula nerviosa.

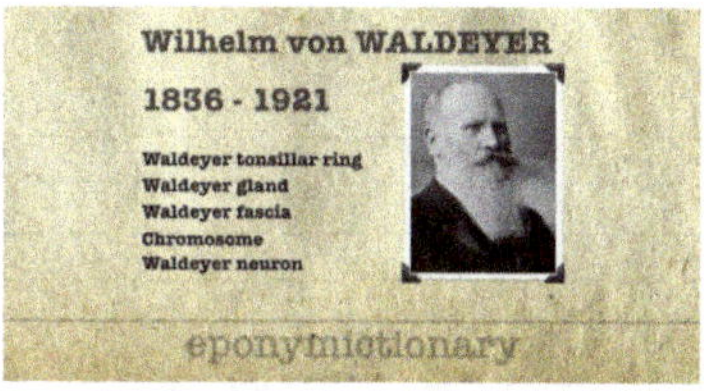

Wolframio (tungsten): también conocido como tungsteno es un metal de transición con número atómico 74 y símbolo químico W. Por su elevada densidad y alto punto de fusión se emplea para la fabricación de las espiras del cátodo y la mancha focal del ánodo para tubos radiógenos.

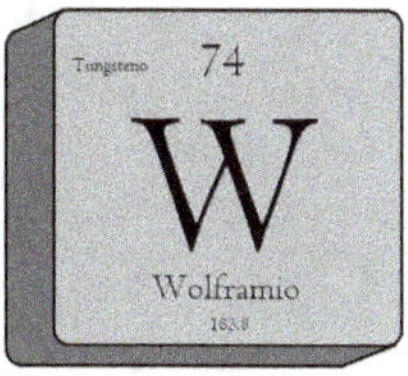

X

Xerostomía (xerostomia): sensación subjetiva de sequedad de la boca por mal funcionamiento de las glándulas salivales.

Y

Yema (bud stage): estadio inicial de la odontogénesis en la cual las células ectodérmicas de la lámina dental proliferan y se profundizan en el ectomesénquima subyacente.

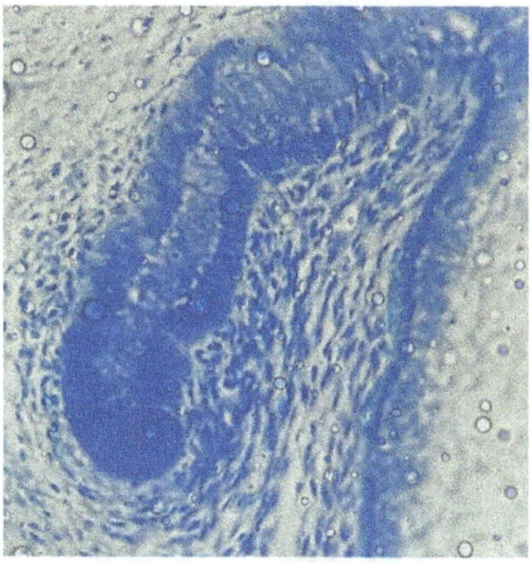

Estadio de yema. ATO.

Yodo radioactivo I-131 (radioactive iodine): isótopo radiactivo del yodo que emite radiación y se emplea en medicina nuclear para el tratamiento de patologías de la glándula tiroides.

Yuxtaparacondral (yuxtaparachondral): osificación de la mandíbula de manera paralela y al lado del cartílago del 1° arco faríngeo.

Z

Zonas de la caries (areas of caries): zonas que marcan el grado de daño producido: zonas profundas de hipermineralización, limítrofe o de decalcificación, media de recalcificación, del cuerpo de la lesión o zona cariada, de esmalte conservado o poco alterado.

Zona controlada (controlled area): zona en la que existe la posibilidad de recibir dosis efectivas superiores a 6 mSv por año oficial o una dosis equivalente superior a 3/10 de los límites e dosis equivalentes para el cristalino (150 mSv), la piel y las extremidades (500 mSv). Es necesario seguir

procedimientos de trabajo con el objeto de restringir la exposición a la radiación ionizante, evitar la dispersión de contaminación radiactiva o prevenir/limitar la probabilidad y magnitud de accidentes radiológicos o sus consecuencias.

Zona vigilada (guarded área): Es aquella zona en la que existe la posibilidad de recibir dosis efectivas superiores a 1 mSv por año oficial o una dosis equivalente superior a 1/10 de los límites de dosis equivalentes para el cristalino (150 mSv), la piel y las extremidades (500 mSv).

BIBLIOGRAFÍA

-AAE/AAOMR Revised Joint Position Statement on Cone Beam Computed Tomography in Endodontics (2016 update) 2021 Feb 27. PMID: 33715971; PMCID: PMC9422715.

-Aziman C, Hellén-Halme K, Shi XQ. A comparative study on image quality of two digital intraoral sensors. Dentomaxillofac Radiol. 2019; 48(7):20190063. doi: 10.1259/dmfr.20190063. Epub 2019 May 14. PMID: 31075041; PMCID: PMC6775787.

-Bastos VC, Gomes CC, Gomez RS. Adenoid Ameloblastoma Versus Dentinogenic Ghost Cell Tumor. Head Neck Pathol. 2023; 17(1):275-276. doi: 10.1007/s12105-022-01482-1. Epub 2022 Sep 28. PMID: 36169792; PMCID: PMC10063717.

-Benavides E, Bhula A, Gohel A, Lurie AG, Mallya SM, Ramesh A, Tyndall DA. Patient shielding during dentomaxillofacial radiography: Recommendations from the American Academy of Oral and Maxillofacial Radiology. J Am Dent Assoc. 2023; 154(9):826-835.e2. doi: 10.1016/j.adaj.2023.06.015. Epub 2023 Aug 1. PMID: 37530694.

-Benavides E, Bhula A, Gohel A, Lurie AG, Mallya SM, Ramesh A, Tyndall DA. Patient shielding during dentomaxillofacial radiography: Recommendations from the American Academy of Oral and Maxillofacial Radiology. J Am Dent Assoc. 2023; 154(9):826-835.e2. doi: 10.1016/j.adaj.2023.06.015. Epub 2023 Aug 1. PMID: 37530694.

-Bhatt M, Coil J, Chehroudi B, Esteves A, Aleksejuniene J, MacDonald D. Clinical decision-making and importance of the AAE/AAOMR position statement for CBCT examination in endodontic cases. Int Endod J. 2021; 54(1):26-37. doi: 10.1111/iej.13397. Epub 2020 Oct 7. PMID: 32964475.

-Bowden J.R., Ethunandan M., Brennan P.A. Life-threatening airway obstruction secondaryto hypochlorite extrusion during root canal treatment. Oral Surgery, Oral Medicine, Oral Pathology, Oral Radiology and Endodontology. 2006 Mar; 101 (3): 402-4.

-Carey K, Koenigsberg R, Kuklani R, Deitrick P. Expansive Central Ossifying Fibroma of the Right Mandible. Cureus. 2024; 16(1): e52863. doi: 10.7759/cureus.52863. PMID: 38406103; PMCID: PMC10889483.

-Chen IY, Giampoli EJ, Zhang D. Ameloblastic Carcinoma of the Maxilla: A Rare Case Report and Review of Literature from 1948 to 2021. Int J Surg

Pathol. 2023; 31(4):442-454. doi: 10.1177/10668969221102542. Epub 2022 Jun 6. PMID: 35668625.

-Chogle S, Zuaitar M, Sarkis R, Saadoun M, Mecham A, Zhao Y. The Recommendation of Cone-beam Computed Tomography and Its Effect on Endodontic Diagnosis and Treatment Planning. J Endod. 2020; 46(2):162-168. doi: 10.1016/j.joen.2019.10.034. Epub 2019 Dec 11. PMID: 31837812.

-Chugal N, Assad H, Markovic D, Mallya SM. Applying the American Association of Endodontists and American Academy of Oral and Maxillofacial Radiology guidelines for cone-beam computed tomography prescription: Impact on endodontic clinical decisions. J Am Dent Assoc. 2024; 155(1):48-58. doi: 10.1016/j.adaj.2023.09.007. Epub 2023 Oct 31. PMID: 37906247.

-de Almeida E Bueno L, Kwong MT, Bergmann JHM. Performance of Oral Cavity Sensors: A Systematic Review. Sensors (Basel). 2023; 23(2):588. doi: 10.3390/s23020588. PMID: 36679385; PMCID: PMC9862524.

-de Souza Vieira G, de Pinho Montovani P, Rozza-de-Menezes RE, Cunha KSG, Conde DC. Comparative Analysis Between Dentinogenic Ghost Cell Tumor and Ghost Cell Odontogenic Carcinoma: A Systematic Review. Head Neck Pathol. 2021; 15(4):1265-1283. doi: 10.1007/s12105-021-01347-z. Epub 2021 Jun 14. PMID: 34128137; PMCID: PMC8633206.

-Elkhateeb SM, Aloyouny AY, Omer MMS, Mansour SM. Analysis of photostimulable phosphor image plate artifacts and their prevalence. World J Clin Cases. 2022; 10(2):437-447. doi: 10.12998/wjcc.v10.i2.437. PMID: 35097068; PMCID: PMC8771371.

-European Commission, European Guidelines on Radiation Protection in Dental Radiology, RP 136.

-Fernández JE, Sambrizzi MA. Radiología Bucomaxilofacial: Técnicas radiológicas intraorales. EDITORIAL ACADÉMICA ESPAÑOLA (EAE). Beau Bassin. Mauritius. 2020. ISBN: 978-620-3-03101-0.

-Gaêta-Araujo H, Alzoubi T, Vasconcelos KF, Orhan K, Pauwels R, Casselman JW, Jacobs R. Cone beam computed tomography in dentomaxillofacial radiology: a two-decade overview. Dentomaxillofac Radiol. 2020; 49(8):20200145.

-Gerardo Romero Jasso G, Téliz Meneses MA, Reynaldos del Pozos JA, González de Santiago MA, Pimentel Madrigal EY, Aldape Barrios BC, Ramírez Torres A. Fibroma odontogénico central. Reporte de dos casos. Revista ADM 2016; 73 (1): 33-38.

-Ghai S. Ameloblastoma: An Updated Narrative Review of an Enigmatic Tumor. Cureus. 2022. 14(8): e27734. doi: 10.7759/cureus.27734. PMID: 36127985; PMCID: PMC9481193.

-Hiles P, Gilligan P, Damilakis J, Briers E, Candela-Juan C, Faj D, Foley S, Frija G, Granata C, de Las Heras Gala H, Pauwels R, Sans Merce M, Simantirakis G, Vano E. European consensus on patient contact shielding. Phys Med. 2022; 96:198-203. doi: 10.1016/j.ejmp.2021.12.006. Epub 2021 Dec 23. PMID: 34955383.

-Ide F, Sakamoto S, Miyazaki Y, Hoshino M, Nishimura M, Muramatsu T, Kikuchi K. The True History of Cementoblastoma. Head Neck Pathol. 2023. 17(2):528-533. doi: 10.1007/s12105-022-01499-6. Epub 2023 Feb 1. PMID: 36723849; PMCID: PMC10293505.

-International Commission on Radiological Protection, Prevention of High-Dose-Rate Brachytherapy Accidents, ICRP Publication 97, Pergamon Press, Oxford and New York (2005).

-Kose SK, Aksoy S, Onder M, Oz U, Orhan K. Association among Orthodontic Malocclusions, Paranasal Sinuses Anatomic Variations and Adenoid Vegetation in Children Using CBCT. Children (Basel). 2023; 10(9):1549. doi: 10.3390/children10091549. PMID: 37761511; PMCID: PMC10528037.

-Labrador AJP, Marin NRG, Valdez LHM, Valentina MP, Sanchez KBT, Ibazetta KAR, Johan B, Cesar AV, Wright JM. Clear Cell Odontogenic Carcinoma a Systematic Review. Head Neck Pathol. 2022; 16(3):838-848. doi: 10.1007/s12105-021-01383-9. Epub 2021 Oct 7. PMID: 34618301; PMCID: PMC9424403.

-Lake S, Iwanaga J, Kikuta S, Oskouian RJ, Loukas M, Tubbs RS. The Incisive Canal: A Comprehensive Review. Cureus. 2018. 10(7): e3069. doi: 10.7759/cureus.3069. PMID: 30280065; PMCID: PMC6166911.

-Li C, Teixeira H, Tanna N, Zheng Z, Chen SHY, Zou M, Chung CH. The Reliability of Two- and Three-Dimensional Cephalometric Measurements: A CBCT Study. Diagnostics (Basel). 2021; 11(12):2292. doi: 10.3390/diagnostics11122292. PMID: 34943528; PMCID: PMC8700671.

-Lim D, Tan CC, Tilakaratne WM, Goh YC. Sclerosing odontogenic carcinoma - review of all published cases: ¿is it a justifiable addition as a malignancy? Braz J Otorhinolaryngol. 2022; 88(1):118-129. doi: 10.1016/j.bjorl.2021.01.007. Epub 2021 Feb 27. PMID: 33715971; PMCID: PMC9422715.

-Mallya SM, Ahmad M, Cohen JR, Kaspo G, Ramesh A. Recommendations for Imaging of the Temporomandibular Joint. Position Statement from the American Academy of Oral and Maxillofacial Radiology and the American Academy of Orofacial Pain. J Oral Facial Pain Headache. 2023; 37(1):7-15. doi: 10.11607/ofph.3268. PMID: 37036439.

-Maltagliati A, Ugolini A, Crippa R, Farronato M, Paglia M, Blasi S, Angiero F. Complex odontoma at the upper right maxilla: Surgical management and

histomorphological profile. Eur J Paediatr Dent. 2020; 21(3):199-202. doi: 10.23804/ejpd.2020.21.03.08. PMID: 32893652.
-Melián Rivas, Andrés, Donoso-Hofer, Francisca, Fernández Toro, María de los Ángeles, Ortega Pinto, Ana Verónica, & Mosqueda Taylor, Adalberto. Carcinoma ameloblástico mandibular: un diagnóstico infrecuente y desafiante. Revista Española de Cirugía Oral y Maxilofacial. 2022; 44(1), 44-48.
-Oenning AC, Jacobs R, Pauwels R, Stratis A, Hedesiu M, Salmon B; DIMITRA Research Group, http://www.dimitra.be. Cone-beam CT in paediatric dentistry: DIMITRA project position statement. Pediatr Radiol. 2018; 48(3):308-316. doi: 10.1007/s00247-017-4012-9. Epub 2017 Nov 15. PMID: 29143199.
-Oya K, Takeshita A, Wakamori K, Song M, Kimura H, Hirose K, Shimamoto H, Sato S, Matsunaga K, Uzawa N, Toyosawa S. Recurrent cementoblastoma with multifocal growth and cellular atypia: a case report. Diagn Pathol. 2024; 19(1):57. doi: 10.1186/s13000-024-01479-0. PMID: 38589906; PMCID: PMC11000364.
-Robinson L, Abreu LG, Fonseca FP, Hunter KD, Ambele MA, van Heerden WFP. Ameloblastic carcinoma: A systematic review. J Oral Pathol Med. 2024;53(3):174-181. doi: 10.1111/jop.13517. Epub 2024 Feb 18. PMID: 38368851.
-Safavi M, Mohammadi F. Ameloblastic Fibro-Odontoma. Fetal Pediatr Pathol. 2023; 42(2):281-284. doi: 10.1080/15513815.2022.2088910. Epub 2022 Jun 24. PMID: 35748698.
-Samar ME, Avila R, Fernández JE. Atlas de Histología, Embriología, Anatomia, Patología e Imagenología Oral Humana con orientación clínica. SAMAR Ed. Cordoba Argentina. 2019. ISBN 978-987-783-598-4.
-Sanchis JM, Peñarrocha M, Balaguer JM, Camacho F. Fibroma cemento-osificante mandibular: Presentación de dos casos y revisión de la literatura. Med Oral 2004; 9:69-73.
-Schneider AB, Kaplan MM, Mihailescu DV. Thyroid Collars in Dental Radiology: 2021 Update. Thyroid. 2021; 31(9):1291-1296. doi: 10.1089/thy.2021.0087. Epub 2021 May 18. PMID: 33849309.
-Schneider AB, Lubin JH, Kaplan MM, Mihailescu DV. Reflections on the American Academy of Oral and Maxillofacial Radiology and the American Dental Association Guidelines for Patient Shielding During Dentomaxillofacial Radiography. Thyroid. 2024 . doi: 10.1089/thy.2024.0274. Epub ahead of print. PMID: 39104261.

-Shaw SE, Chan CH. Non-Odontogenic Tumors of the Jaws. 2023. In: StatPearls [Internet]. Treasure Island (FL): StatPearls Publishing; 2025 Jan–. PMID: 35015466.
-Shi HA, Ng CWB, Kwa CT, Sim QXC. Ameloblastoma: A succinct review of the classification, genetic understanding and novel molecular targeted therapies. Surgeon. 2021; 19(4):238-243. doi: 10.1016/j.surge.2020.06.009. Epub 2020 Jul 22. PMID: 32712102.
-The Impact of Cone Beam Computed Tomography in Endodontics: A New Era in Diagnosis and Treatment Planning (Spring 2018 ENDODONTICS: Colleagues for Excellence)
-Thompson LDR. Odontoma. Ear Nose Throat J. 2021; 100(5_suppl):536S-537S. doi: 10.1177/0145561319890175. Epub 2019 Nov 24. PMID: 31760790.
-United Nations Scientific Committee on the Effects of Atomic Radiation, Sources and Effects of Ionizing Radiation, UNSCEAR Report Volume 1, United Nations, New York (2000).
-Xia Y, Song Z, Zhang X, Guan X, Tan G, Le Y, Liu S, Xue H, Li J, Zhang Y, Chen J, Jiang H, Jiang X, Cheng Y, Zhou C, Sha X, Lou JX. Ghost cell odontogenic carcinoma: A rare case report and review of literature. Medicine (Baltimore). 2023; 102(38): e35225. doi: 10.1097/MD.0000000000035225. PMID: 37746979; PMCID: PMC10519544.
-Yuce F, Öziç MÜ, Tassoker M. Detection of pulpal calcifications on bite-wing radiographs using deep learning. Clin Oral Investig. 2023; 27(6):2679-2689. doi: 10.1007/s00784-022-04839-6. Epub 2022 Dec 23. Erratum in: Clin Oral Investig. 2023; 27(10):6277. doi: 10.1007/s00784-023-05240-7. PMID: 36564651.
-Zenóbio EG, Zenóbio MA, Azevedo CD, Nogueira MDS, Almeida CD, Manzi FR. Assessment of image quality and exposure parameters of an intraoral portable X-rays device. Dentomaxillofac Radiol. 2019; 48(3):20180329. doi: 10.1259/dmfr.20180329. Epub 2018 Dec 3. PMID: 30426762; PMCID: PMC6476356.

www.ingramcontent.com/pod-product-compliance
Lightning Source LLC
LaVergne TN
LVHW022040200926
848481LV00003B/726